Dr Aimé THERRE

Contribution à l'étude des Abcès non tuberculeux de la Prostate

LYON

CONTRIBUTION A L'ÉTUDE

DES

ABCÈS NON TUBERCULEUX

DE LA PROSTATE

CONTRIBUTION A L'ÉTUDE

DES

ABCÈS NON TUBERCULEUX

DE LA PROSTATE

PAR

LE Dr AIMÉ THERRE

ANCIEN EXTERNE DES HÔPITAUX

EX-INTERNE DE L'HÔPITAL SAINT-JOSEPH DE LYON

LYON

IMPRIMERIES RÉUNIES

8, RUE RACHAIS, 8

1907

À MA MÈRE

Faible témoignage de reconnaissance
et d'affection.

Nous sommes heureux, au début de ce travail, de remercier nos maîtres des hôpitaux, qui ont bien voulu nous faire profiter de leur expérience et nous préparer à la carrière médicale :

EXTERNAT

M. le Professeur Rollet.

M. le Professeur Jaboulay.

Dr Bérard, professeur agrégé, chirurgien à la Croix-Rousse.

Dr Vignard, chirurgien à la Charité.

Dr Albertin, chirurgien à la Charité.

INTERNAT

Dr Gouilloud, chirurgien de l'hôpital Saint-Joseph.

Dr Rafin, chirurgien adjoint de l'hôpital Saint-Joseph.

Drs Clément et Chabalier, médecins de l'hôpital Saint-Joseph.

Nos remerciements s'adressent plus particulièrement à M. le Dr Rafin, qui nous a inspiré le sujet de cette thèse et nous a aidé de ses conseils, et à M. le Professeur Jaboulay, qui a bien voulu accepter d'en être le président.

A. T.

LES ABCÈS DE LA PROSTATE

HISTORIQUE

D'après la plupart des auteurs, les abcès de la prostate ne seraient connus que depuis J.-L. Petit. Dès le commencement du XVIIIe siècle cependant, on trouve dans les ouvrages de Colot des passages se rapportant certainement à des affections de ce genre : « Je soupçonnai, dit-il, les prostates enflammées, tuméfiées.... A peine l'ouverture de la région périnéale fut faite que... il parut deux abcès que j'ouvris.... Et enfin M. de Brabançon mourut le treizième jour. On trouva à l'ouverture de son corps la prostate purulente. » C'est même grâce à de pareilles observations que la prostate, par un de ces retours qui existent fréquemment en médecine, reconquit droit de cité en pathologie urinalre, sans toutefois posséder, comme elle l'avait avant, un rôle exclusif.

Ces faits antérieurs à J.-L. Petit sont relativement rares, et il faut vraiment arrriver à ce chirurgien pour trouver des observations précises et étudiées d'abcès de la prostate.

Peu après Devault, en faisait une description didactique qui n'a qu'été reproduite par ses successeurs : Swediaer, Sommenring.

Boyer, en 1824, fait une bonne étude d'ensemble de la question.

Velpeau, en 1842, écrit dans le « Dictionnaire en trente volumes » une magistrale étude sur les suppurations prostatiques. C'est la première étape de la mise au point de la question.

La deuxième étape est marquée par l'apparition de deux noms dans la littérature médicale contemporaine : ce sont ceux de Guyon et de Segond, qui ont fait, le premier dans ses *Leçons cliniques*, le second dans sa thèse inaugurale (Paris, 1880), basée sur 125 observations, une étude de la question à laquelle on n'a rien ajouté depuis.

Signalons enfin les chapitres d'Albarran et de Forgue dans les traités de chirurgie et quelques articles épars dans les annales des maladies génito-urinaires.

Sur les conseils de notre maître, le docteur Rafin, nous avons recueilli vingt observations d'abcès de la prostate, consignées dans ses registres. Nous ferons donc d'après ces quelques observations une étude d'ensemble de la question, en nous attachant spécialement à démontrer que le véritable traitement de ces abcès, quels qu'ils soient, est la périnéotomie, traitement connu et pratiqué évidemment depuis fort longtemps. puisqu'en 1885, à la Société de chirurgie de Paris, Segond fit une communication sur les « avantages de l'incision périnéale dans le traitement des suppurations prostatiques et périprostatiques », mais qui n'a pas toujours été suivi puisque quelques auteurs préconisent encore à l'heure actuelle l'incision rectale.

Nous ne ferons pas évidemment rentrer dans le cadre de cette étude les abcès tuberculeux de la prostate, question trop complexe, parce que trop intimement liée à la question de la tuberculose génito-urinaire en général ; nous éliminerons également les prostatites, parce que qui dit prostatite, dit inflammation pure et simple, et de même qu'on ne saurait classer les mastites dans les abcès du sein, de même aussi doit-on différencier les prostatites des abcès de la prostate.

Nous élimirons également les petites collections purulentes ou d'aspect purulent trouvées au cours de la prostatectomie.

Enfin, ce qui justifiera peut-être le choix de cette question pour en faire le sujet de notre thèse, c'est que l'Association française d'urologie vient de la mettre à l'ordre du jour dans sa prochaine session.

ÉTIOLOGIE ET PATHOGÉNIE

Les abcès de la prostate reconnaissent de multiples causes. Pour simplifier la question, on peut réduire ces causes à trois :

1° Une infection générale ;

2° Le traumatisme ;

3° La blennorragie.

Les exemples d'abcès de la prostate à la suite d'une infection générale sont assez nombreux, mais souvent d'un contrôle difficile. On en a cité à la suite de la fièvre typhoïde, de troubles gastro-intestinaux, d'embarras gastrique. Quelquefois, c'est d'un foyer de suppuration à distance, phlegmon du bras, que partent les microbes pour infecter la glande prostatique.

Un de nos malades (obs. IV) vit un abcès se développer à la suite d'une poussée de furonculose. L'explication était d'autant plus acceptable qu'il y eut une série de furoncles autour de la fistule périnéale pendant les jours qui suivirent l'opération.

Un autre (obs. XVI), à la suite d'un rhume et d'une poussée de furonculose, est pris brusquement de rétention d'urine due à une collection prostatique.

Quelquefois (obs. VII), c'est un « coup de froid », au dire du malade qui est cause de l'affection.

Parfois enfin, quand on ne trouve rien à l'origine, on invoque d'une façon tout hypothétique une diathèse : goutte? (obs. XX), ou on croit avoir affaire à un abcès spontané (obs. XIX), mot cachant bien notre ignorance, car, suivant le mot de Güterbock, « l'inflammation spontanée de la prostate est encore presque inconnue ».

Plus fréquent (sept fois dans nos observations) et surtout plus efficace est le traumatisme dans le développement de l'abcès prostatique, que ce traumatisme se fasse de dehors en dedans, ou réciproquement de dedans en dehors.

De dehors en dedans, c'est là évidemment une cause rare, que nous avons trouvée une fois cependant (obs. IX). Un malade reçut un coup de pied au périnée ; peu après se formait à ce niveau un abcès à point de départ prostatique. Pareil traumatisme, ici comme ailleurs, est incapable à lui seul, semble-t-il, de faire naître un abcès, sans une autre infection générale ou locale. Et, de fait, notre malade avait dans ses antécédents plusieurs blennorragies.

Plus fréquent est le trauma de dedans en dehors. Ce sera, assez rarement, un corps étranger, un calcul éliminé (obs. XV) qui traumatisera l'urètre, ce sera surtout le cathétérisme.

Sept fois, en effet, dans nos observations nous trouvons le cathétérisme à l'origine de l'infection prostatique.

Dans trois cas (obs. I, II, XIX), il s'agissait de cathétérisme répétés chez des prostatiques, malades évidemment tout prédisposés à l'infection. On s'étonne même que les prostatiques ne fournissent pas un contingent plus élevé dans les statistiques d'abcès de la prostate.

Dans un cas (obs. VIII), on fit une fausse route.

Chez deux malades, il s'agissait de cathétérisme pour rétention aiguë (obs. XVI) dont l'une post-opératoire (obs. XII).

Chez un autre malade (obs, XVII), on avait un cathétérisme pour lithotritie.

Enfin dans une dernière de nos observations (obs. XIII), il s'agissait d'un rétréci qu'on avait électrolysé et dilaté.

Le cathétérisme, on le voit, est souvent en cause, qu'il soit explorateur, évacuateur (rétention) ou thérapeutique (lithotritie, rétrécissements), le résultat est le même, parce qu'il agit, s'il n'est fait avec beaucoup de douceur et suivant des conditions parfois difficilement réalisables, comme un véritable trauma.

Encore plus que le cathétérisme, la blennorragie est à l'origine des abcès prostatiques. Neuf fois, en effet, nous l'avons notée dans nos observations, et nous ne craignons pas d'affirmer cette proportion insuffisante, car nous n'avons pu voir un nombre assez grand de blennorragies aiguës pour rechercher systématiquement les complications prostatiques.

La blennorragie d'ailleurs agit de plusieurs façons :

1° Tantôt c'est en créant quelque complication (urétrite postérieure, rétrécissement) qui nécessiteront un cathétérisme dont nous avons vu la cause efficiente dans la formation des abcès prostatiques (obs. X).

2° Tantôt on retrouve dans le passé des malades une ou plusieurs blennorragies (obs. IV, VI, IX, XIII,

XV, XVIII). L'infection était latente dans l'urètre jusqu'au jour où elle s'est révélée s'accompagnant d'une complication prostatique.

3° Quelquefois enfin l'abcès de la prostate est une complication immédiate et précoce de la blennorragie (obs. III, VII, X, XIV). C'est au cours de la blennoragie aiguë, pendant l'écoulement gonococcique que l'abcès se forme.

Évidemment et surtout dans ces cas d'abcès précoces au cours de la blennorragie, les influences congestionnantes des organes du petit bassin : excès de tous genres, bachiques ou sexuels, cyclisme, équitation, injections intempestives et faites par une main ignorante ou brutale, peuvent avoir une certaine action. Il en est de même des dérangements gastro-iutestinaux : constipation, entérite.....

En résumé, les causes les plus fréquentes des abcès de la prostate sont :

1° Le cathétérisme, de quelque nature qu'il soit et surtout s'il est fait avec des instruments rigides : sondes à béquilles chez prostatiques, Béniqué chez rétrécis, cystoscopes, instruments souvent nécessaires chez ces malades.

2° La blennorragie, que celle-ci agisse :

Directement par infection gonococcique ;

Indirectement en créant un foyer d'infection latente du canal et de ses dépendance, ou en étant le point de départ de complications qui nécessiteront des manœuvres sur l'urètre : cathétérisme en particulier.

Les voies d'arrivée des microbes dans la prostate sont variables et découlent naturellement de l'étiologie des abcès prostatiques.

Quelquefois c'est le tube gastro-intestinal qui sert de porte d'entrée aux microbes. Nous n'avons pas eu l'occasion d'observer de cas de ce genre. Mais cette origine gastro-intestinale des prostatites et abcès de la prostate a été bien étudiée par quelques auteurs, Noguès en particulier.

Plus souvent les microbes prennent la voie circulatoire, sanguine ou lymphatique, pour venir se fixer dans la prostate. C'est le cas pour un de nos malades (obs. IV) qui, après une poussée de furonculose, eut un abcès de la prostate dans lequel on trouva du staphylocoque doré. Chez un autre (obs. VII), atteint d'un « coup de froid », on trouva également du staphylocoque. Peut-être ce « coup de froid » n'était-il qu'une infection localisée, mais inconnue, qui se cantonna ensuite dans la prostate.

La voie la plus fréquentée suivie par l'agent infectieux est la voie urétrale. Nous n'insisterons pas sur cette pathogénie. Elle découle naturellement des causes des abcès de la prostate, cathétérisme et blennorragie et des rapports intimes de la prostate avec l'urètre.

Bactériologie. — Les microbes trouvés dans le pus des abcès de la prostate sont évidemment variables avec la cause de la suppuration, bien qu'on puisse avoir une blennorragie à l'origine de l'abcès et que le microbe trouvé soit un staphylocoque ou un streptocoque. Car comme dans les suppurations urétrales, le gonocoque cède facilement la place aux autres microbes de la suppuration : streptocoque, staphylocoque, colibacille, pneumocoque...

On a même trouvé des espèces anaérobies, telles le bacillus perfringens signalé par Cottet et Duval. (*Annales génito-urinaires*, 1900.)

Nos recherches bactériologiques n'ont malheureusement porté que sur un petit nombre d'observations.

Dans un cas (obs. X), l'examen direct montra des gonocoques et les cultures donnèrent naissance à du bacillus subtilis.

Dans un autre cas (obs. IX), on ne trouva à l'examen qu'un assez grand nombre de cocci. Pas de gonocoques. Les cultures restèrent stériles.

Une autre fois (obs. IV), on trouva également quelques cocci à l'examen direct. Les cultures, surtout les cultures aérobies, poussèrent abondamment et donnèrent du staphylocoque doré.

Dans un dernier cas enfin (obs. VII), on ne vit au microscope aucune forme microbienne. Les cultures aérobies poussèrent en donnant des colonies grosses, apparentes, qui se colorèrent en jaune or à la lumière. Les préparations examinées montrèrent qu'il s'agissait du staphylocoque doré.

Par contre, chez tous ces malades, les inoculations furent négatives.

Ce nombre insuffisant d'observations ne nous permet donc pas de tirer une conclusion pour savoir si dans les abcès prostatiques on doit accorder une part prépondérante au gonocoque ou aux microbes ordinaires de la suppuration.

Nous avons d'ailleurs trouvé très peu de renseignements à ce sujet chez les auteurs.

ANATOMIE PATHOLOGIQUE

Il ne nous a pas été donné de faire l'autopsie d'aucun des malades dont nous rapportons l'observation. Un seul (obs. V) parmi eux a succombé et nous n'avons pu faire de vérification nécropsique. Aussi, nous contenterons-nous de résumer ce qui a été dit à ce sujet, en notant cependant les quelques renseignements recueillis pendant l'acte opératoire.

Les abcès de la prostate, au point de vue anatomo-pathologique, sont différents suivant qu'ils siègent dans la prostate ou dans les tissus environnants.

L'abcès se développe parfois au sein de la glande elle-même et semble envahir les deux lobes pour former une poche purulente. Le pus peut même être sous-jacent à la capsule, et c'est après l'ouverture de celle-ci qu'il jaillit (obs. I, II, VI). Un seul des lobes latéraux peut être pris à l'exclusion de l'autre ou en même temps que lui (obs. IV, V). Rarement le lobe médian est pris. En tout cas, s'il l'est, il ne l'est presque jamais exclusivement.

L'abcès est parfois moins bien limité ; il s'agit d'une infiltration plus diffuse ; le pus s'écoule alors avant que l'opérateur ait pu arriver sur la capsule et la sectionner (obs. III).

Parfois enfin, mais plus rarement, ce sont de véritables petits noyaux purulents. Il n'y a pas un abcès de la prostate, il y a une série de petites collections.

La suppuration peut dépasser les limites de la glande et devenir périprostatique quand il se forme du tissu de néoformation, des adhérences ; ou fuser en avant, en arrière et sur les côtés.

Cette infection sur les tissus environnants se fait par diffusion, comme l'a montré Guyon, ou par propagation ; dans ce dernier cas, agissant tout comme dans les affections utérines et périutérines, par l'intermédiaire du tissu cellulaire sous-cutané, « abreuvé de matière purulente », suivant l'expression de Desault, du système veineux ou du système lymphatique. Les autopsies de Segond, Carpentier, Méricourt et Moysant ont, en effet, démontré l'existence de la phlébite périprostatique.

Mais plus souvent encore, le système lymphatique sert de véhicule à l'extension inflammatoire. Une large voie lui est ouverte par le réseau qui, né de la muqueuse prostatique, d'après Sappey, se répand en un très grand nombre de ramifications à la périphérie de la glande. De là ces vaisseaux parcourent la face postérieure de la prostate se déversant çà et là dans des glanglions signalés par Lannelongue et s'anastomosant avec ceux des vésicules séminales pour former un plexus serré depuis le ligament de Carcassone jusqu'au cul-de-sac vésico-rectal.

Ces abcès péri-prostatiques sont, en général, plus développés, plus étendus que ceux développés au sein de la glande, et on n'y rencontre ni brides, ni cloisonnements. Ils occupent généralement la région située en avant du rectum, tantôt assez nettement localisés, tantôt plus ou moins diffus. La propagation peut même se faire jusque dans les fosses ischio-rectales ou la région ombilicale. Deux de nos malades avaient un abcès de la prostate avec prolongements ischio-rectaux (obs. VIII, IX), et nous sommes convaincu que beaucoup d'abcès de cette cavité ont une origine prostatique.

Chez les malades à qui on a fait la périnéotomie, une fois la collection siégeait comme au-dessus de la prostate, derrière la vessie (obs. II); trois fois il s'agissait de poches développées entre la prostate et le rectum; cinq fois enfin (obs. I, III, IV, VI, VII) d'abcès proprement dits prostatiques, où il a fallu sectionner la capsule ou ponctionner un des lobes. Ajoutons que les autres abcès, ouverts spontanément dans l'urètre, étaient vraisemblablement intra-prostatiques.

SYMPTOMES

Les abcès de la prostate se traduisent par des signes variables suivant leur siège, leur étendue et leur origine. Nous n'avons pas la prétention de donner dans ce modeste travail une étude complète des symptômes de l'abcès prostatique. Nous nous bornerons à enrégistrer ce que nous avons observé chez nos vingt malades et nous étudierons successivement les phénomènes subjectifs ressentis par eux : phénomènes généraux, douleur, troubles urinaires, troubles intestinaux ou génitaux et les renseignements fournis par le toucher rectal, le cathétérisme et l'endoscopie urétrale.

Si quelquefois l'abcès est insidieux au point de passer inaperçu, de n'être découvert que par hasard, au cours d'une intervention, prostatectomie, par exemple, (obs. I et III) ; souvent aussi il débute par des phénomènes généraux : malaise général, frissons, fièvre, état saburral. Et même, dans ces formes latentes, pour ainsi dire, comme dans l'observation I, si on y regarde de près, on trouve que de temps en temps le malade avait des frissons et une température s'élevant jusqu'à 40°. Cette élévation de température était-elle due à l'infection urinaire ou à la formation de l'abcès ?

Chez quatre malades (obs. XVI, XVIII, XIX, XX),

l'état général n'a pas été noté. Chez les autres, ce sont souvent des phénomènes généraux qui ouvrent la scène ; le début est marqué chez l'un (obs. III) par du refroidissement suivi de frissons, fièvre, courbature ; chez un autre (obs. IV) par un état général grave, fièvre, frissons, vomissements ; chez un autre enfin (obs. VI), par un état général si grave, que spontanément le malade est obligé de s'aliter ; un malade (obs. VII) se plaint d'un « coup de froid », puis le lendemain, a des frissons et de la fièvre. Chez les autres, les phénomènes généraux furent plus ou moins accusés, mais existèrent.

Les frissons accompagnent souvent cet état général ; c'est tantôt un seul frisson mais au début (obs. III), tantôt des frissons survenant assez régulièrement tous les soirs (obs. VII), tantôt enfin des frissons survenant irrégulièrement de temps en temps. Dans quelques observations cependant (obs. X, XIII, XIV), il est nettement noté « pas de frissons ».

La fièvre fait presque toujours partie des symptômes du début. Chez deux malades seulement (obs. II, XI), il n'y avait pas de température. Cette élévation de température peut se faire progressivement (obs. XII), brusquement à 40°, comme dans une maladie grave (obs. III) ou d'une façon très irrégulière. Chez un malade même il y eut ce fait remarquable que la recrudescence de la température coïncidait avec la néo-formation de l'abcès ; toutes les fois que le pus de l'abcès, spontanément ouvert dans l'urètre, s'éliminait facilement par cette voie, la température baissait, tandis qu'elle montait toutes les fois que le drainage mal effectué par l'urètre permettait au pus de se collecter dans la prostate.

Que les phénomènes généraux existent ou non, il y a presque toujours quelques-uns des phénomènes subjectifs : douleur, troubles urinaires, qui font penser à la collection prostatique.

On trouve, en effet, la douleur ou plutôt les sensations pénibles, douloureuses, chez la plupart des malades. Cinq fois cependant (obs. I, II, XII, XIV, XV), l'attention des malades n'a pas été attirée de ce côté. Les caractères de la douleur dans l'abcès prostatique sont éminemment variables. Tantôt elle est spontanée, profonde, mal localisée par les malades. Cette douleur peut avoir des irradiations profondes jusqu'au bout du gland (obs. IV, IX, X, XVIII, XIX) ; parfois elle est localisée à l'hypogastre et dans le canal (obs. XIX). Le plus souvent, ou du moins ce qui est plus caractéristique, c'est qu'elle siège au périnée (obs. VII, VIII, IX, XVI), à l'anus ou dans le rectum (obs. XIII), sous la forme de douleur diffuse ou d'élancements très douloureux (obs. V). Un des caractères de cette douleur au périnée est que les malades ne s'assoient qu'avec beaucoup de difficultés et surtout beaucoup de précautions (obs. V, VI, VII, VIII, XVI). Ils évitent tout mouvement brusque et toute compression violente sur la région ano-périnéale. Un malade même avouait qu'il préférait se promener plutôt que s'asseoir, tant la douleur dans la station assise était vive (obs. VIII). Enfin, chez un malade (obs. XX), la douleur qui était nulle spontanément, apparaissait sous forme de petits élancements douloureux du périnée après le coït.

Cette douleur s'accompagne parfois de phénomènes rectaux, qui s'expliquent bien par la situation de la prostate par rapport à cette portion de l'intestin : simple sensation dans le rectum (obs VIII), sensation de constipation (obs. VI), sensation d'obstruction rectale (obs. V). Beaucoup ont du ténesme rectal avec épreintes variables d'intensité (obs. II, IX, X). Un malade avait des contractions involontaires de l'anus, assez douloureuses à la fin des mictions (obs. X) ; un autre accusait une vive douleur dans le rectum et allait difficilement à la selle (obs. XIII). Ces troubles rectaux sont souvent accompagnés de phénomènes intestinaux plus ou moins accusés.

A côté de la douleur et plus importants qu'elle, apparaissent les troubles urinaires, qui débutent d'une façon variable : ce sont en général de faux besoins, des envies fréquentes d'uriner, des mictions impérieuses ne se traduisant que par l'émission de quelques gouttes d'urine. Nous les avons notés treize fois. Les mictions sont parfois douloureuses (obs. IV, IX, X, XI, XIX). Un malade éprouvait une sensation de calme si intense après la miction, qu'il réclamait une piqûre de morphine avant d'uriner.

La rétention d'urine fait partie du cortège des troubles urinaires (obs. III, IV, VII, XI, XIV, XV) ; celle-ci s'installant au bout de quelques jours, quelques semaines, deux mois, par exemple (obs. XI), ou survenant brusquement (obs. XVI, XVII), sans phénomènes prémonitoires. Nous n'avons jamais observé le phénomène indiqué par quelques auteurs, consistant en ce fait que l'urine apparaît au méat quelque temps seulement après que le malade a commencé à pisser, la première portion de l'urine émise étant destinée à remplir la poche de l'abcès prostatique. Chez nos vingt malades, en faisant abstraction des deux prostatiques, rétentionnistes du fait de leur hypertrophie prostatique, nous avons noté onze fois la rétention aiguë d'urine. C'est en effet pour la rétention d'urine que les malades, résignés, tant qu'ils n'ont que de la douleur ou des troubles urinaires, entrent à l'hôpital ou vont consulter le médecin.

Les autres troubles fonctionnels dans les abcès de la prostate passent en général facilement inaperçus : à signaler cependant quelques troubles génitaux, en particulier les troubles de l'érection. Deux malades (obs. VI, VII) n'eurent pas d'érections, tant que la suppuration prostatique se forma. Elles apparurent dès que la collection fut ouverte. Chez les autres malades l'attention ne fut pas attirée de ce côté. Ces troubles sont-ils dus à la destruction plus ou moins avancée de la prostate, ou à un réflexe à point de départ vésiculo-prostatique ? Dans nos deux cas, la glande prostatique était presque complètement envahie par le pus.

Ainsi donc, fièvre, douleur périnéale ou sensation de gêne périnéale et anale, troubles urinaires et en particulier rétention d'urine, voilà autant de symptômes qui, chez un homme jeune, blennorragique ou non, permettent de soupçonner un abcès de la prostate, et fait chercher dans le toucher rectal un moyen plus sûr d'établir ce diagnostic. Le toucher rectal doit être fait d'emblée chez tout malade dont on soupçonne une inflammation prostatique et la faute la plus commune consiste à le négliger et à employer immédiatement la sonde évacuatrice pour faire cesser la rétention d'urine. Agir ainsi, c'est s'exposer aux fausses routes, aux hémorragies, à l'infection. Il doit même être fait systématiquement en vue de la recherche d'un abcès, chez certains malades, en particulier les prostatiques dont on doit surveiller le prostate comme le cœur chez les rhumatisants, suivant le mot de Guyon.

Les sensations recueillies par l'index au cours de cette manœuvre sont variables suivant la forme de l'abcès et suivant la période à laquelle on est appelé.

La première sensation à recueillir est celle du volume de la prostate. Normalement, en effet, cette glande doit faire une légère saillie du côté du rectum, saillie justement comparée à celle d'une petite châtaigne avec des bords limités, très nets. Chez tous nos malades, il y avait augmentation de volume de la prostate avec des différences variables évidemment. Chez l'un (obs. I), elle est du volume d'une grosse châtaigne; chez un autre (obs. XVII), du volume d'une mandarine; chez un troisième enfin (obs. V), elle est énorme et s'étend jusqu'aux branches ischio-pubiennes.

Cette augmentation du volume de la prostate peut être totale (obs. III, VI, VII, VIII, XV, XVIII). Mais la plupart du temps elle prédomine sur l'un des lobes, le gauche (obs. IV, XI) ou le droit (obs. X). Quelquefois enfin les deux lobes forment à quelques jours de distance une voussure inégale de chaque côté (obs. IX). Dans presque tous les cas d'abcès de la prostate, les bords de cette glande se délimitent difficilement (obs. XI, par exemple), grâce au tissu de réaction de voisinage.

Quelquefois ce qui frappe, ce sont des battements artériels, dus à la congestion parfois intense autour du foyer purulent. Nous n'avons pas eu l'occasion d'observer ces battements.

Toute autre est la sensibilité de la prostate à la pression. C'est un des meilleurs signes de collection prostatique, surtout au début. La glande peut n'être que simplement sensible à la pression (obs. IX), un peu douloureuse (obs. II, X), ou même très douloureuse (obs. VI). Cette sensibilté de la prostate à la pression a encore plus de valeur lorsqu'elle est nettement localisée, comme dans l'observation XIII, où l'on sentait une prostate assez dure, fluctuante, un peu bosselée et douloureuse à droite. L'abcès se vida spontanément par l'urètre, et la prostate n'était plus sensible à droite.

La consistance de la prostate au cours d'abcès passe par deux phases : une première phase où la prostate est simplement grosse et dure, sans point fluctuant (obs. II, III, VIII, IX, XI, XIII, XIV, XV, XVII) ; une seconde phase, autrement importante, où l'on constate un ramollissement de la prostate, que ce ramollissement porte sur une partie ou sur la totalité de la glande. La plupart du temps on a simplement une sensation de mou (obs. IV, V, VII, X, XV, XVI, XVII) ; parfois une véritable sensation de fluctuation (obs. VI). Chez plusieurs malades nous avons pu assister à ces deux phases de développement de l'abcès de la prostate ; au début, la prostate était simplement grosse ou sensible ; puis, au bout de quelques jours, après la formation de l'abcès, on sentait un point nettement fluctuant (obs. IV, V, X, XI, XV, XVII).

Cette sensation de mollesse ou de fluctuation peut même s'accompagner de dépressibilité plus grande de la glande, dans le cas d'abcès ouverts dans l'urètre. C'est ainsi que chez un de nos malades (obs. XI), la prostate paraissait un peu augmentée de volume dans son ensemble. Du pus, ayant jailli par l'urètre au moment où on faisait le toucher rectal, vida l'abcès prostatique, si bien que le doigt avait la sensation d'une cupule médiane sur la prostate. C'est là évidemment la signature de l'abcès ; mais en pratique, c'est un signe assez rare.

Le toucher rectal, qu'on le fasse en vue de la recherche d'un abcès ou non, s'accompagne souvent d'issue de pus au méat. Cette issue de pus peut se faire uniquement pendant la manœuvre du toucher rectal (obs. IV, X, XI, XVI, XVII), ou à la suite d'efforts, défécation... ; parfois elle se fait spontanément et par le toucher rectal (obs. III, V, VIII, XII, XIII, XIV, XV). Quelquefois cependant on ne voit pas sortir de pus au méat, soit que l'abcès siège dans la région pestérieure de la prostate, soit qu'il soit ouvert au périnée (obs. IX) ou dans le rectum (obs. XX).

L'examen de l'urètre, chez les malades atteints d'abcès prostatques, ne doit pas être négligé, quoiqu'il n'ait qu'une importance secondaire.

Cet examen peut se faire par l'endoscopie et par le cathétérisme. Chez aucun de nos malades l'endoscopie urétrale n'a été faite. Les renseignements qu'elle peut fournir sont d'ailleurs limités et tout au plus pourrait-on voir l'orifice par où s'est ouvert l'abcès dans l'urètre.

Le cathétérisme lui-même ne donne pas de résultats bien appréciables; en éliminant naturellement toutes causes d'erreur, hypertrophie prostatique (obs. I et II), rétrécissement de l'urètre (obs. IX), la plupart du temps on ne note rien de particulier et un explorateur n° 16 ou 18 passe facilement. Cependant dans un cas (obs. VII), une boule n° 17 était un peu serrée dans la traversée prostatique; dans un autre (obs. VIII), une boule n° 16 était arrêtée au niveau de la région membraneuse; dans un dernier cas enfin (obs. XIX), une boule n° 15 passant sans difficultés, un n° 22 passait à frottements dans la seconde partie de l'urètre.

Quant aux urines, chez tous nos malades elles furent trouvées troubles, avec des filaments et une réaction tantôt acide, tantôt alcaline. Ici, l'épreuve des deux verres pourrait avoir quelque importance en montrant que les urines du premier verre sont troubles, tandis que celles du second sont limpides (obs. IX et XIII).

En résumé, douleurs avec irradiations du périnée ou à l'anus, troubles urinaires et surtout rétention d'urine, accompagnés de modification du côté de la prostate : hypertrophie, bords diffus, excès de sensibilité, ramollissement localisé ou non et issue de pus au méat, voilà les principaux symptômes de l'abcès de la prostate.

L'abcès de la prostate connu, comment va-t-il évoluer ?

Il y a, suivant la classification de Segond, des cas exceptionnels et des cas rares. L'abcès, ne se limitant pas à la région prostatique, ira s'ouvrir dans le péritoine, amenant des phénomènes péritonéaux et la mort. La marche peut être moins fatale, l'abcès fusant vers l'ombilic, la grande échancrure sciatique, les fausses côtes, du côté de la région inguinale ou obturatrice. Nous n'avons pas eu l'occasion d'observer cette migration de l'abcès.

Les cas les plus fréquents sont ceux où l'ouverture se fait dans le rectum ou l'urètre. Deux fois seulement sur vingt nous avons noté cette ouverture de l'abcès dans le rectum (obs. IX, X). Et encore est-ce d'après la déclaration des malades disant qu'ils avaient trouvé pendant quelques jours du « pus dans leurs matières ». Cette issue de pus par le rectum, il est vrai, amenda immédiatement les principaux symptômes et en particulier la douleur.

Onze fois, au contraire, l'abcès s'est vidé dans l'urètre (obs. X, XI, XII, XIII, XIV, XV, XVI, XVII, XVIII, XIX, XX). C'est en général au moment d'un effort, miction, défécation ou d'un cathétérisme, que l'évacuation se fait; parfois à la suite du toucher rectal (obs. XI), même pratiqué avec beaucoup de douceur, ou pendant le cours d'un voyage (obs. XVI).

Cette évacuation de l'abcès par l'urètre peut se faire plus ou moins longtemps après le début de l'affection; depuis quelques jours (obs. XIV, XX) jusqu'à un mois (obs. XII, XIII), trois mois (obs. XI) et même cinq mois (obs. XVIII). Elle est d'un pronostic favorable, car fréquemment la guérison survient après l'ouverture de la collection dans l'urètre.

Dans deux cas, l'abcès avait fusé jusque dans les fosses ischio-rectales (obs. VIII, IX), et trois fois enfin, il venait faire saillie au périnée (obs. VIII, IX, IX). Chez un malade, (obs. IX), il s'était même ouvert spontanément à ce niveau et avait donné naissance à une fistule.

Comme la symptomatologie, la marche de l'abcès prostatique est donc très variable. Aussi, semble-t-il difficile de pouvoir établir quelque classification au point de vue clinique. Tout au plus pourrait-on distinguer quelques formes suivant la prédominance de tel ou tel symptôme.

1° Forme urétrale, dans les cas de symptômes urinaires accentués : troubles de la miction, rétention (obs. III, IV, VII, XIV, XVI, XVII, XVIII, XIX).

2° Forme rectale : constipation, sensation d'obstruction, douleurs ano-rectales (obs. V, X, XIII).

3° Formes suivant la marche et la localisation de l'abcès :

A) Ischio-rectales (obs. VIII, IX) ;

B) Périnéales (obs. XIX) ;

C) Inguinales et obturatrices.

4° Formes exceptionnelles : ombilicales et péritonéales. Abcès gazeux.

5° Formes latentes, où l'abcès n'est reconnu que fortuitement, au cours d'une intervention de prostatectomie, par exemple (obs. I, II), ou au moment de l'irruption du pus dans l'urètre.

DIAGNOSTIC

Le diagnostic des abcès de la prostate est parfois difficile. Il l'est dans les formes latentes où il n'existe pas de troubles fonctionnels. C'était le cas pour un malade (obs. XV), chez qui on soupçonnait fortement une suppuration prostatique ; on ne trouva rien du côté de la prostate, malgré des touchers répétés et systématiques, jusqu'au jour où (six mois après le début de l'affection) un abcès vint s'ouvrir spontanément dans l'urètre.

Il l'est encore, lorsque les troubles observés sont les mêmes que chez certains prostatiques : difficulté ou fréquence de la miction, incontinence ou rétention d'urine ; on est loin de penser à un abcès et l'on met sur le compte de l'hypertrophie pure et simple les troubles accusés par le malade. Dans deux cas (obs. I et II), c'est par hasard, au cours d'une prostatectomie que l'abcès fut découvert. Ceci nous conduit à répéter que chez tout prostatique, comme chez tout urinaire en général, il faudra faire de temps en temps un toucher rectal, systématique, méthodique, alors même qu'on connaît le volume de la prostate pour l'avoir explorée antérieurement et que le malade n'attire pas l'attention de ce côté. On le fera d'autant plus, qu'il existera de la fièvre, une épididymite suppurée ou non, de la blennorrhée intermittente ou de la pyurie.

Le diagnostic est encore difficile quand il existe une affection intercurrente d'autres organes : maladie infectieuse, foyer de suppuration en un autre point..... dont les symtômes parfois plus bruyants relégueront au second plan les signes de la suppuration prostatique.

Ce diagnostic ne peut être établi d'une façon certaine sans le toucher rectal et si, se contentant des anamnestiques du malade, on ne le pratique pas, on pourra être porté à penser à de l'urètrite postérieure, à de la cystite, diagnostic entraînant un traitement qui ne sera d'aucune utilité.

Le toucher rectal pratiqué, encore faut-il savoir à quelle affection de la prostate on a affaire. Est-ce une prostatite chronique ?

Dans bien des cas à la limite, le diagnostic sera difficile à trancher. Cependant dans la prostatite simple, la glande est moins volumineuse, moins douloureuse; non fluctuante. La pression ramène peu de pus, plus souvent de la simple sérosité. L'examen des filaments et de leur forme pourra fournir quelques renseignements.

Le cancer de la prostate, en dehors de ses signes fonctionnels : hématuries, douleurs irradiées dans les cuisses, donne à la glande une dureté ligneuse sans points ramollis. Par suite de sa malignité, il envahit rapidement les tissus environnants pour donner le syndrome décrit par Guyon, sous le nom de carcinose prostato-pelvienne.

Dans l'hypertrophie prostatique, la glande est grosse,

parfois énorme, dure mais non douloureuse, sans point ramolli ; et sa pression ne ramène rien au méat.

La lithrite et le cowpérite présentent parfois les mêmes signes que l'abcès prostatique : blennorrhée intermittente, douleur au niveau de l'anus, saillie périnéale. Mais ici la prostate est indemne, et ce n'est plus au toucher rectal qu'il faut s'adresser pour faire le diagnostic, mais à la palpation du périnée, qui montre une tuméfaction en avant de l'anus, plus ou moins latérale, ou du moins réveille une douleur profonde et localisée au niveau de laquelle la pression ramène au méat une gouttelette de pus. Est-il utile de dire que dans ces cas l'urétroscopie pourrait rendre quelques services ?

Plus difficile est le diagnostic des vésiculites ; car les symptômes notés : distension, épaississement, sensibilité de ces réservoirs peuvent être plus ou moins trompeurs. D'ailleurs on voit rarement du pus exclusivement localisé dans les vésicules séminales et lorsqu'il y en a, c'est qu'il s'agit d'infection à point de départ prostatique ou d'infection tuberculeuse.

La différenciation entre les abcès de la prostate, tuberculeux ou non est parfois très difficile. Nous avons souvenir d'un malade, jeune, ne présentant aucun signe de tuberculose, qui fut pris brusquement de rétention d'urine par abcès de la prostate. Les choses s'étaient passées comme dans le cas d'une suppuration ordinaire. Et cependant l'inoculation d'un cobaye fut positive. C'est en effet à l'inoculation, dans les cas où il n'existe pas d'autres signes de tuberculose urinaire, qu'il faudra s'adresser pour connaître d'une façon sûre la nature tuberculeuse ou non de l'affection.

C'est en grande partie, on le voit, au toucher rectal que l'on doit de reconnaître un abcès de la prostate, bien qu'il ait pu quelquefois donner des résultats insuffisants, faire croire à un abcès qui n'existait pas, ou au contraire méconnaître un abcès central.

C'est par lui encore que l'on peut masser la prostate pour faire apparaître une goutte au méat. On recueille cette goutte sur une lamelle qu'on examine au microscope, après coloration, pour y rechercher soigneusement les globules blancs et les microbes divers de la suppuration : gonocoque, staphylocoque... On fait ensuite des cultures avec ce pus pour avoir des renseignements plus sûrs.

Après massage de la prostate, on recueille également les urines du malade qu'on examine au microscope après centrifugation, pour voir si le trouble de l'urine est dû au pus, au sperme ou au liquide prostatique ; la présence de spermatozoïdes, ou de corps amylacés et de cristaux de Bœttcher fera penser à l'un ou l'autre de ces derniers.

L'inoculation devra toujours être le complément de cet examen, afin d'éviter toute cause d'erreur.

En résumé, toucher rectal, massage de la prostate, examen histologique, bactériologique et inoculation du pus ramené au méat par expression ou survenu spontanément ; examen des urines recueillies après massage ; voilà les principaux temps du diagnostic des abcès de la prostate.

TRAITEMENT

Le traitement des abcès de la prostate, qui, nous le savons, ont une situation et une marche très variables, ne peut être basé sur un principe unique. Aussi semble-t-il nécessaire d'établir plusieurs thérapeutiques suivant la forme à laquelle ces abcès appartiennent.

En pratique, nous l'avons vu, ils se présentent sous plusieurs formes, dont nous ne retiendrons que les principales, en vue d'établir les grandes lignes du traitement.

Tantôt, en effet, on soupçonne seulement l'abcès. On a affaire à une de ces prostates grosses mais diffuses, légèrement sensibles, mais ne donnant pas l'impression de fluctuation.

Tantôt l'abcès, qui s'était formé plus ou moins insidieusement, s'est ouvert dans l'urètre, et le malade consulte son médecin parce qu'il a une blennorrhée intermittente.

Tantôt l'abcès est nettement reconnu par le toucher rectal, se limitant à la prostate ou fusant plus ou moins loin.

Premier cas. — L'abcès est simplement soupçonné. Pas de troubles urinaires en général ; simple sensation de pesanteur au périnée. Le traitement ici est purement symptomatique et d'attente. La temporisation est, en effet permise et offre même l'avantage de laisser le pus se collecter. Dans le cas contraire, il y a résolution complète et guérison. On conseillera pour hâter cette résolution les lavements chauds, les suppositoires à l'onguent napolitain et à la belladone ; quelques bains de siège. Du régime seront exclus les mets épicés, le vin, l'alcool. Le malade évitera tout excès, de quelque nature.....

En dépit de ce régime, même sévère et de ce traitement purement médical, l'abcès très souvent évolue et vient s'ouvrir dans l'urètre (11 fois sur 20).

Deuxième cas.—C'est en effet souvent ainsi que se présente l'abcès de la prostate. Que faire dans ces conditions ? La conduite du médecin est assez simple. Car à l'ouverture spontanée de l'urètre succède en général la guérison (obs. X, XI, XII, XIII, XIV, XV, XVI, XVII, XVIII, XIX). C'est donc une terminaison favorable que le médecin ne peut que hâter par un procédé très simple : le massage de la prostate.

L'index, préalablement vaseliné, est introduit dans le rectum et par des pressions modérées, allant de haut en bas et d'arrière en avant, on exerce sur la glande prostatique des pressions plus ou moins fortes, suivant la consistance de celle-ci, en appuyant surtout sur les portions ramollies. On vide en quelque sorte l'abcès dans l'urètre. Ces séances, parfois un peu douloureuses, par suite de la sensibilité de la glande, au point de faire abandonner ce traitement (obs. VIII), peuvent être répétées tous les jours, au besoin deux fois par jour. Entre temps, on ordonne au malade un suppositoire à l'onguent belladoné. Disons cependant que cette manière procéder ne peut être érigée en véritable méthode.

On traite concurremment la cause de l'abcès de la prostate, en particulier la blennorragie.

Troisième cas. — Jusqu'à présent, les abcès que nous venons d'étudier ne sont pour ainsi dire pas du domaine chirurgical. Ils le deviennent quand, reconnus par le toucher rectal, ils amènent des troubles urinaires.

En pratique, la douleur est rarement une cause d'intervention, et nous avons vu plusieurs malades avoir de gros abcès de la prostate et souffrir très peu (obs. XII, XIV, XV, XVI, XVII, XVIII).

Au contraire, la plupart des malades de nos observations venaient à l'hôpital pour des troubles urinaires plus ou moins variés, dont les plus fréquents sont la rétention (obs. III, IV, V, VII, X, XI, XII, XIV, XV, XVI, XVII). Le cathétérisme est alors devenu nécessaire et les conditions matérielles ou sociales font qu'il ne possède aucune des qualités qu'il devrait avoir ; facilité, asepsie, régularité. Aussi est-il indiqué d'intervenir chez ces malades et nous posons en principe que *l'indication d'intervenir dans les abcès de la prostate réside surtout dans la dysurie.*

Il est encore une autre circonstance où le chirurgien doit intervenir, c'est lorsqu'il se trouve en présence de ces abcès infectieux, à symptômes généraux marqués, produisant un véritable empoisonnement de l'organisme, ou ayant une tendance envahissante du côté du tissu cellulaire rétro-prostatique. Autant pour s'opposer à l'ouverture de ces abcès dans le rectum que pour empêcher le pus de fuser vers des régions plus éloignées, l'indication d'intervenir sera posée.

PROCÉDÉS OPÉRATOIRES

Trois voies se présentent au chirurgien pour aborder la collection prostatique : urétrale, rectale, périnéale.

En présence de l'heureuse terminaison des abcès spontanément ouverts dans l'urètre, on eut tout d'abord l'idée, quand on ne la faisait pas inconsciemment au cours d'un cathétérisme ou d'un toucher rectal, de donner issue aux abcès par cette voie. On construisit même des instruments spéciaux destinés à aller ponctionner par l'urètre la collection prostatique.

Cette méthode fut bientôt abandonnée; car la terminaison des abcès ouverts artificiellement n'est pas toujours la même que celle de ceux ouverts spontanément. Elle est aveugle, expose aux fausses routes dans des tissus enflammés dont le traumatisme, s'il ne donne pas issue au pus collecté, peut être gros de conséquences. De plus, il peut y avoir plusieurs poches et l'une d'entre elles n'étant pas vidée, les phénomènes de suppuration persistent. Enfin l'abcès peut siéger immédiatement en avant du rectum, dans la partie postérieure de la prostate et ne pas être atteint par l'instrument urétral. Voilà autant de motifs qui ont fait, à juste titre, abandonner la voie urétrale.

Une autre voie, le rectum, s'offre au chirurgien, bien

rationnelle semble-t-il de prime abord et surtout bien tentante, lorsque l'abcès pointe de ce côté. Cette ouverture des abcès prostatiques par le rectum, qui avant les travaux de Segond, était la plus employée, est loin elle aussi encore de répondre à toutes les exigences.

Le toucher rectal d'abord ne rend pas toujours suffisamment compte de l'étendue des lésions. Et même après l'incision rectale, il est parfois difficile de savoir jusqu'où s'étend la suppuration. De plus, les parois rectales, surtout la paroi antérieure, très vasculaires, peuvent occasionner au moment même de l'opération, des hémorragies plus ou moins graves, comme celles citées par Guyon et secondairement, par suite, de l'infection, facilitée par le contact avec les matières fécales, de la phlébite, des abcès secondaires, de la pyélo-néphrite même. Nous avons souvenir d'un malade, à qui un abcès de la prostate fut ouvert chirurgicalement par le rectum et qui consécutivement eut de l'infection des voies urinaires supérieures, pour laquelle le docteur Raffin dut lui faire une néphrotomie.

Signalons enfin la persistance d'une fistule prostato-rectale pouvant nécessiter une nouvelle intervention.

Ainsi donc, ignorance de l'étendue des lésions, dangers d'hémorragies, d'infection et de persistance d'une fistule, voilà autant d'inconvénients des abcès ouverts par le rectum, que n'offre pas la voie périnéale, qui est la seule vraiment chirurgicale, car elle permet d'agir largement et *de visu*. Ici, le drainage est parfait, l'hémorragie insignifiante. On peut avec le doigt explorer toute la région prostatique, se rendre compte des limites de l'abcès et de ses prolongements, s'il y en a. C'est en somme la seule voie permettant de traiter les abcès simples et les abcès compliqués. Car, quelle que soit la situation de la collection ischio-rectale péri-vésicale, ombilicale, c'est toujours au niveau de la prostate qu'il faut drainer, c'est-à-dire au point d'origine. « Elle seule, suivant le mot de Forgues, permet d'agir antiseptiquement, d'éviter les phlébites infectieuses, assure une ouverture suffisante et n'expose pas aux hémorragies rectales. »

La technique opératoire n'a ici rien de particulier. C'est celle employée pour la prostatectomie, celle si bien décrite par Gosset et Proust.

Voici en peu de mots, et d'après ces auteurs, cette technique très bien résumée par le Dr Rafin (*La Clinique*, 15 avril 1907) :

Le malade anesthésie est placé sur une table, les cuisses fléchies sur le ventre, le siège relevé par un coussin et une sonde en gomme introduite dans l'urètre.

1° Incision curviligne à égale distance du bulbe urétral et de l'anus, deux travers de doigt environ.

2° Section de la peau, du tissu cellulaire sous-cutané et du raphé ano-bulbaire, saisi préalablement avec une pince de Kocher.

3° On attire le bulbe en haut et on libère en sectionnant aux ciseaux au ras de sa face postérieure. Mise en place du rétracteur du bulbe.

4° On introduit dans le rectum le médius de la main gauche recouvert d'un doigt de gant en caoutchouc. L'index et l'annulaire de la même main dépriment la lèvre inférieure de la plaie et l'opérateur a devant lui, à droite et à gauche, le bord du releveur de l'anus, sur le milieu le bulbe et en arrière de lui une bande musculo-fibreuse se continuant avec le rectum qu'elle attire en avant. C'est le muscle recto-urétral, la clé de l'espace décollable, comme on l'a nommé.

Si à ce moment on veut décoller avec le doigt, on n'y arrivera pas et presque sûrement le doigt pénétrera dans le rectum. Il faut donc sectionner le muscle recto-urétral aux ciseaux, au ras de l'urètre membraneux repéré par la sonde.

5° Le muscle recto-urétral sectionné, le doigt pénètre facilement dans l'espace décollable et jusque sur la face postérieure de la prostate.

6° Dès qu'on arrive sur la face postérieure de la prostate, le pus jaillit en général, sinon, on ponctionne au bistouri la portion qui paraît saillante ou fluctuante. On se rend compte de l'étendue des lésions et on place un drain médian et deux mèches de chaque côté.

Le drain est enlevé au bout de quelques jours, pas trop tôt cependant, pour éviter une cicatrisation trop précoce et la formation d'abcès secondaires.

Les suites opératoires sont en général très simples et les malades quittent l'hôpital au bout d'un temps variable, le plus souvent guéris.

RÉSULTATS

Les vingt malades dont nous donnons les observations se répartissent de la façon suivante, au point de vue du traitement institué :

1° Chez deux (obs. I, II), on fit la prostatectomie.

2° Chez sept (obs. III, IV, V, VI, VII, VIII), on fit la perinéotomie.

3° Chez les autres le traitement consiste en lavages vésicaux, instillations, massage de la prostate.

Les deux malades prostatectomisés guérirent parfaitement et virent leurs troubles urinaires rétrocéder peu à peu.

Chez les malades de la deuxième série, à qui on fit simplement la perinéotomie, un seul à succombé (obs. V).

La terminaison fatale dans ce cas semble due à une septicémie à marche aiguë avec frissons, fièvre, sans localisation de la suppuration. La plaie, en effet, ne donnait issue qu'à un peu de sérosité, mais dégageait une mauvaise odeur quand on y appuyait le doigt.

Malgré ce fâcheux résultat, qui nous donne un décès sur vingt, nous sommes loin de la statistique de Campenon, citée par Albarran (*Traité de chirurgie*) où la mortalité des abcès de la prostate (opérés ou spontanément ouverts) dans l'urètre ou le rectum, était de 24 sur 93, mortalité difficilement acceptable avec la chirurgie actuelle.

Les six autres périnectomies (obs. III, IV, VI, VII, VIII, XIX) guérirent parfaitement. La plaie périnéale se ferma en général rapidement, sauf chez l'un d'eux (obs. III), parce qu'il se déveloepa à ce niveau une série de furoncles.

Les urines s'éclaircirent assez vite et les douleurs ainsi que les troubles urinaux cessèrent aussitôt après l'intervention. Un seul (obs. V) continua à souffrir et à se plaindre de fréquence des mictions et de douleurs en urinant, bien qu'il fut grandement amélioré après la périnéotomie. Mais il était atteint, en même temps que d'abcès de la postate, de cowpérite, de rétrécissement de l'urètre, de cystite et de calculose rénale.

Ce même bon résultat s'observa également chez les malades porteurs d'abcès ouverts spontanément. L'ouverture de l'abcès amenait la disparition des phénomènes généraux, des troubles urinaires et de la douleur.

Deux malades (obs. VI, VII) qui n'avaient pas d'érections virent leurs fonctions génitales revenir peu à peu.

Ce sont les urines qui mirent en général le plus longtemps à s'éclaircir. Plusieurs fois même (obs. III, VII, XI) elles étaient encore un peu louches au moment du départ des malades.

Quant aux modifications que subit la prostate, après la suppuration prostatique, elles sont assez variables.

Tantôt elle reste de volume normal (obs. IV, X) ;

tantôt elle paraît plus petite (obs. XI, XIV). Quelquefois elle est aplatie, comme fondue (obs. VI), comme si on l'avait enlevée (obs. VII), ou comme si un abcès s'était vidé (XVIII) ; une fois enfin elle était complètement atrophiée. . . . .

OBSERVATIONS

OBSERVATION I (résumée) (1).

Hypertrophie de la prostate. — Abcès latent de la prostate. — Guérison.

L. L..., 63 ans. Entre à l'hôpital Saint-Joseph pour hypertrophie prostatique. Dans ses antécédents, on ne note ni hématurie, ni coliques néphrétiques, ni sable, ni gravier dans ses urines.

L'affection a débuté il y a quatre ou cinq ans par une légère dysurie accompagnée d'un écoulement de nature indéterminée, inconstant, qui chaque fois qu'il se produisait, calmait la dysurie. Il urinait alors souvent goutte à goutte et le jet était sans force. Légère pollakiurie diurne et nocturne. Pas de douleur.

24 février 1904. — Les urines ont nettement l'aspect de polyurie trouble.

Le canal admet une nélaton n° 17 facilement.

Toucher rectal. Prostate énorme, charnue et uniforme, se délimitant par en haut par un bourrelet net.

10 avril 1905. — Le malade, qui avait quitté l'hôpital, s'est sondé deux fois par jour régulièrement. Il y a quinze jours violent accès de fièvre avec frissons. Depuis, se sonde cinq ou six fois par jour.

Il y a huit jours, orchite droite ; actuellement les phéno-

(1) Observation parue *in* thèse Piollenc. — Etude clinique sur 25 observations nouvelles de prostatectomie périnéale. — Lyon, 1906.

mènes aigus ont disparu, mais il reste dans le testicule droit un peu de liquide et de l'induration de l'épididerme dans toute son étendue. A gauche, fistule due à un abcès du testicule qui s'est ouvert au mois d'avril 1904.

Urine modérément purulente, mais d'odeur fétide.

15 avril 1905. — Prostatectomie périnéale par le docteur Rafin. Prostate abordée facilement ; après incision de la capsule, il s'écoule une grande quantité de pus, venant d'une cavité en arrière de la prostate. Celle-ci enlevée, on sent en arrière d'elle un tissu épais constituant la paroi postérieure de l'abcès,

27 mai 1905. — Nouvelle intervention pour désobstruer le canal qui était obstrué par une bride cicatricielle. Depuis tout va bien. Malade a très bon état général et local.

7 mars 1906. — Etat général excellent. Toucher rectal montre région prostatique absolument plate.

Observation II (1)

Hypertrophie de la prostate. — Calcul vésical. — Lithotritie et prostatectomie périnéale. — Abcès latent de la prostate. — Guérison.

A. V..., 80 ans.

Entre à l'hôpital Saint-Joseph, le 26 octobre 1904, pour hypertrophie prostatique. Ni blennorragie, ni coliques néphrétiques. A été lithotritié pour un calcul vésical. Syphilis à l'âge de 23 ans.

L'affection actuelle a débuté il y a cinq ans par une rétention aiguë d'urine. Après quelques cathétirismes il put uriner spontanément jusqu'à l'année suivante, où il fut pris de nouveau d'une rétention aiguë. Nouveaux cathétérismes. Depuis ce mois est en rétention complète et est obligé de se sonder neuf et dix fois par jour.

Pas d'hématurie, un peu de douleur en voiture et en chemin de fer.

---

(1) Observation parue *in* thèse Piollenc.

A l'examen : Bon état général. Les urines sont purulentes, d'odeur désagréable. Un peu d'induration sur le testicule gauche due à une ancienne orchite.

Toucher rectal : Prostate grosse, sans bosselure particulière.

3 avril 1905. — Prostatectonnie périnéale par le Dr Rafin. La prostate est abordée facilement et le décollement de la capsule est aisé. Pendant l'ablation de la prostate, on ouvre un abcès d'où il découle beaucoup de pus. La cavité de l'abcès, qui est large, paraît siéger en arrière de la vessie.

Les suites furent excellentes.

4 mai 1905. — Plaie périnéale fermée. Malade quitte l'hôpital.

Mars 1907. — Va parfaitement bien. Etat général et local excellent.

Observation III

Blennorragie. — Abcès de la prostate ouvert spontanément dans l'urètre. — Persistance de la douleur et de la fièvre. — Périnéotomie. — Guérison.

J. B..., 23 ans, entre à l'hôpital Saint-Joseph, le 17 juin 1904, pour rétention aiguë d'urine.

Pas de maladies antérieures ; pas de coliques néphrétiques ; ni sables, ni graviers dans les urines.

Blennorragie contractée à la fin du mois de mai. Cette blennorragie était à peu près guérie, il y a une huitaine de jours, quand le malade eut un refroidissement suivi de frissons, courbature, à la suite desquels il eut de la difficulté et de la douleur à la miction, en même temps que des besoins fréquents d'uriner ; avant-hier en se levant, le malade ne put vider sa vessie, malgré un besoin assez grand ; il en fut ainsi toute la journée ; on le sonda le soir ; le lendemain, nouvelle rétention ; un nouveau cathétérisme ramène 600 grammes d'urines claires. Depuis, l'écoulement urétral a réapparu.

A l'examen :

Bon état général. Pas de température. Les urines des deux verres sont troubles, le second moins que le premier. Beaucoup de pus au microscope.

Rien au périnée. Un explorateur n° 18 passe facilement dans l'urètre.

Toucher rectal : Prostate très volumineuse, pas très douloureuse. On ne sent pas de point fluctuant.

16 juillet 1904. — Pour la première fois le malade urine spontanément. Epididymite du côté gauche. Par le toucher rectal, on sent un point ramolli sur le lobe gauche de la prostate. Les pressions en ce point font venir du pus au méat.

Le malade souffre beaucoup et la fièvre persiste.

19 juillet. — Périnéotomie par le Dr Rafin. Après section des parties superficielles et du muscle recto-urétral, on arrive sur des tissus lardacés. On fait tentative de décollement et aussitôt l'abcès se trouve ouvert. Le doigt introduit dans la prostate ne distingue pas une loge bien nette. On place deux drains périnéaux.

2 août. — Plaie va bien et ne laisse presque plus passer d'urine. L'écoulement existe encore, mais très faible.

4 octobre 1904. — Plaie complètement fermée. Il persiste un écoulement insignifiant. Urines à peu près claires. Malade a conservé ses érections.

Observation IV (1)

Blennorragie douteuse. — Furonculose. — Abcès de la prostate. Périnéotomie. — Guérison.

P. Ch..., 35 ans, cultivateur, entre à l'hôpital Saint-Joseph le 4 août 1904, envoyé par le Dr Deydier, de Tournon.

Antécédents héréditaires = 0.

(1) Obs. publiée dans le *Journal de méd. de Valence* par le Dr Deydier, de Tournon.

Antécédents personnels = Nie syphilis. Pas d'alcoolisme. Ne tousse pas. Ni coliques néphrétiques, ni graviers. Blennorragie douteuse à l'âge de 20 ans. N'aurait eu que des douleurs dans le gland et à la fin de la miction. Guéri complètement au bout de quatre à cinq mois.

L'affection actuelle a débuté brusquement il y a trois semaines, par quelques douleurs en urinant et un état général assez grave : fièvre, vomissements... Les trois premiers jours, mictions simplement difficiles. Le quatrième jour, rétention complète. A ce moment le malade, qui éprouvait de vives douleurs dans le canal, sans douleur dans la vessie ni à l'anus, s'aperçoit, en faisant effort pour uriner, d'un écoulement au bout de la verge. Ce n'est que le huitième jour environ qu'on a été obligé de recourir au cathétérisme. A partir de ce moment, le malade n'a plus uriné une seule goutte spontanément et s'est sondé lui-même régulièrement. Depuis qu'il se sonde ainsi il ne souffre presque plus.

Actuellement se sonde toutes les cinq ou six heures le jour, plus souvent la nuit.

Urines acides, sans odeur, assez purulentes, n'ayant ni sucre ni albumine.

Toucher rectal : Prostate grosse, bosselée, de consistance molle ou plutôt rénitente, dans une grande partie de son étendue. Le lobe gauche est plus gros et plus mou. Donne l'impression d'un abcès. On fait venir quelques gouttes de pus au méat par l'expression.

« L'examen direct du pus pratiqué sur des préparations colorées par la méthode de Ziehl-Kühme a montré quelques cocci prenant le Gram, mais pas de bacilles de Koch. Les cultures ont poussé abondamment, surtout les cultures aérobies : elles sont constituées par du staphylocoque doré. » (Mérieux.)

État général bon.

Cœur : 0. Poumons : 0.

Pas de fièvre.

Le malade a des furoncles en divers points du corps qui font qu'on se demande si, à défaut d'antécédents blennorragiques ou tuberculeux, il ne s'agit pas d'une infection staphylococcique à localisation prostatique.

4 août 1904. — Prostatotomie par le Dr Rafin. Incision périnéale, comme pour prostatectomie. La prostate découverte, on ponctionne le lobe gauche. Il s'écoule une assez grande quantité de pus et avec le doigt on sent une poche. On incise ensuite le lobe droit qui donne issue à un peu moins de pus. On draine avec des mèches. Pas de sondes à demeure.

7 août. — Le malade a perdu hier un peu de sang, ce qui est dû à l'ablation des mèches. Il urine spontanément. Urines claires.

20 août. — Exeat. Plaie en bonne voie de cicatrisation. Urines un peu troubles.

Novembre 1905. — Note de son médecin, le Dr Deydier : « Il a persiste une fistule pendant deux mois environ, autour de laquelle il y a eu plusieurs furoncles. Actuellement le malade va bien. Les urines sont limpides dans les trois verres. Pas d'albumine.

« Mictions : 7 ou 8 le jour, 0 la nuit.

« Toucher rectal : prostate de volume normal. Le lobe gauche est cependant un peu plus gros que le droit, non douloureux. Fonctions génitales normales. État général excellent ; a engraissé de 13 kilogr.

Observation V

Rétention d'urine. — Abcès de la prostate. — Périnéotomies répétées. Septicémie. — Mort.

P. L... 77 ans. Entré à l'hôpital Saint-Joseph, le 28 octobre 1904.

Rien dans ses antécédents héréditaires.

Personnellement : typhoïde à l'âge de 16 ans. Nie alcoolisme et syphilis. Ne tousse pas. Pas de coliques néphrétiques, pas de graviers dans les urines. Blennoragie non signée par le malade.

L'affection actuelle remonte à deux mois et aurait débuté par de la constipation et de la difficulté pour uriner. Depuis un mois cette dysurie a augmenté et le malade urine trois ou quatre fois la nuit, toutes les deux heures le jour. Il y a quelques jours, avant tout cathétérisme, le malade éprouvait un sensation d'obstruction, des douleurs à l'anus avec élancements dans le périnée. Il ne s'asseyait qu'avec beaucoup de précaution pour ne pas réveiller la douleur. Depuis trois jours, rétention complète pour laquelle on est obligé de sonder le malade régulièrement.

Les urines sont très troubles et ont un léger disque d'albumine.

A l'examen : Bon aspect. État général bon, quoiqu'un peu de fièvre.

Un peu de liquide dans la vaginale gauche et droite. Pas de douleur testiculaire.

Toucher rectal : Prostate énorme, de consistance uniforme. Il semble pourtant que sur le lobe droit il y ait un point ramolli. La glande s'étend en dehors jusqu'aux tranches ischio-pubiennes et au haut est nettement limitée.

25 octobre 1901. — Après le toucher prostatique, qui fait constater plus nettement encore le point ramolli du lobe droit, l'écoulement augmente d'une façon notable. Il est probable qu'il y a un abcès de la prostate en train de se vider.

27 octobre. — Intervention. Périnéotomie par le Dr Rafin. Arrivé sur la prostate, on ponctionne le point ramolli sur le lobe droit. On ne voit rien s'écouler. Avec le doigt, on dilacère sans sentir de véritable poche.

Après l'opération, le malade se trouve soulagé, mais n'urine pas. Du pus continue à s'écouler par la verge. La température tombe progressivement.

8 décembre. — Malade urine spontanément et vide seul sa vessie en grande partie. L'abcès prostatique est guéri. La pression prostatique ne fait plus sourdre de pus.

20 décembre. — Depuis trois jours, urines plus sales, avec élévation de température. La pression de la prostate fait sourdre du pus au méat.

3 janvier 1906. — Comme il persiste un écoulement purulent par le canal et que la température reste élevée, avec accès de fièvre intermittente, on fait une nouvelle intervention. Incision de la prostatectomie. Aussitôt après la section du muscle rétro-urétral, il s'écoule un flot de pus. On place un tube cysto-périnéal pour drainer.

10 janvier. — Malade va assez bien. La température a baissé et la sonde à demeure qu'on avait placée fonctionne bien.

12 janvier. — Frissons répétés. Température : 40°. La plaie périnéale ne suppure pas, mais dégage une mauvaise odeur quand on introduit le doigt.

17 janvier. — Au thermo-cautère, on cautérise dans tous les sens la région prostatique. Il ne s'écoule pas de pus.

19 janvier. — Frissons continuent. Hémorragie prostatique secondaire. Affaiblissement très marqué.

20 janvier. — Mort. Opposition à l'autopsie.

Observation VI

Blennorragies anciennes. — Abcès de la prostate. — Rétention d'urine. — Périnéotomie. — Guérison.

M..., 32 ans. est vu. le 22 juillet 1903, par le Dr Rafin, avec le Dr Bertoye.

Marié, deux enfants. Quelques bronchites antérieures. Pas d'hémoptysie. Sciatique gauche, il y a cinq ans, d'une durée d'un mois.

Deux blennorragies à 18 et 20 ans, la dernière compliquée d'orchite droite. N'a pas eu d'affection fébrile avant la localisation prostatique.

Il y a un mois, subitement, le malade eut, avec quelques petits phénomènes généraux, de la difficulté pour uriner. Alité depuis le 5 juillet, il fut aisément sondé avec une nélaton, par son méde cin, il y a huit jours. A ce moment, les urines étaient limpides.

Depuis deux ou trois jours, les urines sont sales. Le malade éprouve une sensation de constipation et de violentes douleurs pour s'asseoir. Il urine toutes les deux heures environ, avec de violents efforts. Les urines sont troubles, sans odeur, avec du pus, surtout au commencement de la miction.

Toucher rectal : Prostate volumineuse, douloureuse. On sent un point fluctuant vers le bec, qui s'avance très en avant.

Petit noyau sur la queue de l'épididyme gauche.

25 juillet. — Urine un peu moins souvent. Les urines émises spontanément sont troubles; celles retirées par cathétérisme sont louches.

Périnéotomie, par le Dr Rafin. Incision de la prostatectomie. Arrivé sur le bec de la prostate, on s'arrête, car on craint qu'il n'y ait adhérences avec la muqueuse. Après l'incision du muscle recto-urétral, il s'écoule une grande quantité de pus phlegmoneux. L'abcès occupe toute la couche de la prostate. Pas de sonde à demeure. Drain enlevé le huitième jour.

8 août. — Mictions une fois la nuit, toutes les cinq ou six heures le jour, sans difficultés, ni douleur, sans sensation péni-pénible à la fin de la miction. En toussant et en se mouchant, il sort quelques gouttes de pus par le canal. Les urines forment un léger dépôt. Quelques filaments. Le reste presque limpide.

Toucher rectal : Lobe gauche aplati, lobe droit un peu gros, non douloureux.

Signes de sciatique.

10 août. — Urines : premier verre à peine louches, quelques petits filaments, le reste presque limpide. Plaie se cicatrise.

Mictions toutes les cinq ou six heures le jour et la nuit.

27 août. — Urines du premier et deuxième verre limpides, ni sucre, ni albumine. Mictions : une la nuit au plus. Le jour urine normalement. Mictions faciles. A engraissé de 6 kilogr. depuis l'opération.

29 août. — Orchite gauche légère.

3 novembre 1903. — Malade va bien. Mictions normales jour et nuit sans douleur.

Urines limpides, sans filaments, ni sucre, ni albumine. L'orchite gauche n'a presque pas laissé de traces.

Prostate : lobe gauche aplati, comme fondu. Le lobe droit se sent bien. Les urines d'expression sont louches, mais contiennent beaucoup de cristaux et de très rares leucocytes.

Le malade se plaint d'avoir moins d'érections. Elles sont moins complètes et l'éjaculation est moins longue. Il a eu cependant plusieurs coïts.

15 avril 1905. — Malade va bien. Urines limpides, sans filaments. Fonctions génitales bien revenues.

Observation VII

Blennorragie. — Abcès de la prostate. — Rétention d'urine. Périnéotomie. — Guérison.

B..., 38 ans, est vu par le Dr Rafin, le 19 novembre 1903, adressé par le Dr Doyet, de Saint-Rambert-en-Bugey. Célibataire, a eu première blennorragie en 1886, durée quarante jours ; pas d'hématurie, pas de cystite, pas d'orchite ; deuxième blennorragie en 1888, pas de complications ; troisième blennorragie en 1892, a duré cinq ou six mois, a pissé du sang une fois, a eu envies fréquentes d'uriner. Pas d'orchite.

N'a pas vu de goutte au canal jusqu'à il y a un mois et demi. A ce moment, huit jours après un coït, écoulement qui disparaît en quelques jours au moyen d'injections. Pour la Toussaint, a froid ; le lendemain, frissons, mictions très fréquentes et douloureuses qui n'ont duré qu'un jour.

Le 8 novembre est vu par son médecin pour écoulements et envies fréquents d'uriner.

Le 10 novembre, rétention complète pendant quarante-huit

heures. Depuis deux jours, on lui fait lavages au nitrate d'argent qui modifient l'urine. La sonde employée était une nélaton 16. La rétention est presque complète. Le malade avait et a encore de la difficulté pour s'asseoir et de la douleur au périnée. Actuellement on le sonde à huit heures du matin, à deux heures de l'après-midi et le soir à six heures. Dans l'intervalle, urine très peu. Les urines sont troubles, sans odeur et la fin de l'évacuation très purulentes.

Une boule 17 passe très aisément dans l'urètre ; cependant elle est un peu serrée dans la traversée prostatique et dans le tiers antérieur de l'urètre pénien.

Prostate volumineuse, donnant sensation de mou à gauche.

Reins non accessibles.

État général assez bon. Petits frissons le soir.

20 novembre 1903. — Périnéotomie par le Dr Rafin. Après section des tissus superficiels, on incise à gauche sur la prostate, il s'écoule un flot de pus ; de même à droite, mais de ce côté le pus est moins superficiel ; il faut traverser une certaine épaisseur de prostate pour arriver dans la grande cavité. De chaque côté, on a une poche très volumineuse.

L'examen du pus a donné les résultats suivants : « Deux préparations ont été examinées au microscope ; il n'a été vu aucune forme microbienne. Les cultures anaérobies n'ont pas poussé après quarante-huit heures d'étuve. Les cultures aérobies ont donné des colones grosses, apparentes qui se sont colorées en jaune d'or à la lumière. Des préparations examinées au microscope ont montré du staphylocoque doré. » (Mérieux.)

26 novembre. — Va bien. Urine facilement. L'urine se clarifie.

30 novembre. — Mèches enlevées, faisaient rétention. Après leur ablation, il s'écoule beaucoup de pus.

2 décembre. — Plus de pus, urines presque claires.

14 décembre. — Toucher rectal : Prostate revenue à son volume normal, plutôt petite, le lobe gauche surtout.

Etat général bon. Pas de douleur en urinant : deux mictions la nuit, quatre ou cinq le jour. N'a pas d'érections depuis l'opération, mais n'en avait pas depuis trois mois.

Urines encore troubles, surtout le premier verre.

12 janvier 1904. — Va bien. Urines limpides. Toucher rectal : Prostate aplatie, comme si on l'avait enlevée ; on trouve cependant de chaque côté, sur la partie la plus éloignée, un peu de tissu qui semble être la prostate. Pas d'érections.

5 avril. — Etat général parfait. Mictions normales. Erections insuffisantes pour le coït.

12 juillet. — Va bien. A eu deux coïts.

Observation VIII (résumée) (1)

Abcès de la prostate. — Plusieurs interventions. — Néphrolithotomie.

P. R..., 53 ans, entre à l'hôpital Saint-Joseph pour douleurs vésicales, rénales et urines troubles. Syphilis à l'âge de 20 ans. Pas de blennorragie. Plusieurs coliques néphrétiques, mais jamais de graviers dans ses urines. Plusieurs hématuries. Depuis l'an dernier, sensation pénible au niveau du rectum, dans la station assise d'abord, d'une façon continue ensuite. Urine huit ou dix fois la nuit, toutes les heures le jour. Les urines sont troubles, purulentes, neutres, sans odeur.

Rein gauche assez gros et douloureux au niveau du bassinet.

Rein droit non senti.

Prostate un peu volumineuse. Très douloureuse à la pression.

Petit noyau sur la queue de l'épididyme gauche.

A subi divers cathétérismes.

1er décembre. — Malade qui était parti revient. Etat stationnaire. Fièvre stationnaire. A eu une légère amélioration à la suite d'une selle sanglante.

---

(1) Observation parue *in* thèse Michailoff. Lyon 1907 : *Des calculs du rein et de leur diagnostic par la radiographie.*

En octobre, pas de douleurs dans les reins ni dans la prostate, sauf dans la position assise.

Depuis un mois, vive douleur au périnée accompagnée de fièvre. Pas de douleur de rein. Actuellement : tuméfaction très nette du périnée, s'étendant depuis les bourses jusqu'à l'anus, avec envahissement de la fesse gauche. Peau rouge, pression douloureuse. Mictions toutes les demi-heures en moyenne la nuit. Jet déformé, filiforme.

Urines nettement purulentes, acides.

2 décembre 1902. — Intervention par le Dr Rafin. Incision sur le périnée, sur la ligne médiane d'abord, très prolongée en arrière, de chaque côté, ves les creux ischio-rectaux. Issue de quelques gouttes de pus seulement. En avant, à droite du bulbe de l'urètre, on sent une petite tumeur dure et résistante. Son incision donne issue à une assez grande quantité de pus. Mais on ne peut déterminer quelle en est l'origine. Il ne semble pas qu'il vienne de la prostate.

8 décembre. — Malade va bien. On enlève les mèches. Bon état de la plaie.

23 décembre. — Toucher rectal : Prostate augmentée de volume. En appuyant légèrement on fait sourdre quelques gouttes de pus par la plaie et par l'urètre. Le malade se trouve mieux après et peut uriner facilement. On fait massage de la prostate les jours suivants.

Mars 1903. — Malade revient, ne se plaignant que des trajets fistuleux qu'il porte au périnée. Pas d'intervention.

31 janvier 1904. — Malade revient dans le même état. Urine toutes les heures environ. Urines troubles. Toucher rectal : Prostate très tuméfiée, principalement à gauche.

Par l'orifice cicatriciel, situé immédiatement en arrière du scrotum, il s'écoule du pus un peu sanguinolent. Le périnee antérieur est tout entier douloureux et induré.

5 février 1904. — Intervention par le Dr Rafin. Incision ordinaire de la prostatectomie. On tombe sur une tissu cellulaire cicatriciel et sur plusieurs trajets fistuleux. Un doigt dans le rectum et une sonde dans la vessie, on va à la recherche du foyer purulent qu'on trouve avec peine et qui est un abcès de la prostate du côté gauche.

20 février. — Malade va bien. Une boule n° 11 est arrêtée à l'entrée de l'urètre membraneux.

8 mars. — Depuis quelques jours se plaint d'une douleur et d'une sensation de tension à la fesse droite, à 2 où 3 centimètres en dehors de l'anus. En ce point, en effet, on constate un peu de tuméfaction douloureuse avec induration, mais pas de fluctuation bien nette.

9 mars. — On incise largement au niveau de ce point. On tombe sur un abcès profond qu'on incise largement.

14 avril. — On sent en avant de la cicatrice un noyau donnant l'impression d'un abcès qui se vide mal. On l'incise et il s'écoule un peu de pus.

20 mai. — Plaie en voie de cicatrisation.

20 juin. — Etat général bon. Abaissement progressif de la température.

9 juillet. — Etat général parfait. Malade ne souffre plus au niveau de la prostate. Urines troubles. Pas d'odeur. Passent en totalité par la fistule périnéale.

5 avril 1905. — Malade revient pour difficultés de la miction et douleurs dans le canal. Urines troubles, acides, sans odeur.

A la partie postérieure du périnée, on voit une large gerçure longitudinale, comme si un abcès s'était ouvert.

Toucher rectal : Prostate plate ; on ne la sent pour ainsi dire pas et la pression ne ramène pas de pus en avant.

17 avril 1906. — Fistule périnéale donne peu et ne présente pas de phénomênes inflammatoires dans le voisinage.

Prostate normale. Etat général parfait.

On fait néphrolithotomie au malade pour calcul du rein.

Observation IX

Ancien rétrécissement de l'urètre.— Trauma du périnée.— Abcès de la prostate ouvert au périnée et dans le rectum. — Périnéotomie.

J. Th..., 40 ans, entre à l'hôpital Saint-Joseph le 24 janvier 1898.

Pas d'antécédents héréditaires. Personnellement : dysenterie et fièvres intermittentes en Tunisie, à l'âge de 28 ans. A 30 ans, bronchite aiguë ; depuis, quelques hémoptysies.

Blennorragie à 32 ans et chancre syphilitique à la même époque.

Entre à l'hôpital pour une petite fistule du périnée antérieur. Début au mois de juillet dernier, à la suite d'un coup à ce niveau. A la suite, formation d'un abcès, qui mit quatre mois à se former et atteignit la grosseur d'un œuf de poule. Il s'ouvrit spontanément et donna issue à du sang pur ; pas de pus. Depuis, il a toujours existé à ce niveau une petite tumeur et, à plusieurs reprises, de petites poches se formèrent, s'ouvrant spontanément et donnant issue à du pus clair, quelquefois mélangé de sang.

Actuellement, on constate, au niveau du périnée antérieur, une petite induration avec une fistule allant du côté de l'urètre, mais ne donnant pas issue à de l'urine.

Mictions fréquentes et douloureuses.

Urines troubles, sans sucre, ni albumine. Premier verre louche, avec filaments nombreux. Deuxième verre limpide.

Rétrécissement large au niveau du méat et juste en arrière des bourses.

Toucher rectal : Prostate grosse avec bosselure la rendant suspecte au point de vue bacillaire, Epididyme gros, induré.

Dans les urines, on n'a pas trouvé de bacilles de Koch et l'inoculation a été négative.

1er février. — Urétrotomie interne. On débride la fistule périnéale, mais on ne va pas jusqu'à son point d'origine.

16 décembre 1900. — Etat stationnaire. Prostate du volume d'une grosse châtaigne. Lobe droit forme une voussure très nette, lisse et dure, lobe gauche à voussure bien moins saillante, inégale, dure et comme bosselée.

7 février 1901. — Malade revient pour un rétrécissement. On lui fait de la dilatation.

Prostate dure dans son ensemble, bosselée, peu douloureuse. La fistule périnéale est fermée.

20 décembre 1905. —Malade revient pour son rétrécissement. Nouvelles séances de dilatation.

Prostate augmentée de volume, bosselée, bords peu nets.

2 décembre 1906. — Malade entre de nouveau à l'hôpital.

Il y a neuf mois, le jet d'urine devint faible et ténu. Il y a quatre mois, formation d'un abcès périnéal. Il y a deux mois, nouvel abcès périnéal, qui est devenu gros comme un œuf de pigeon en un mois et demi. Cet abcès, qui débuta par des phénomènes généraux assez graves, aurait beaucoup fait souffrir le malade. Il y a quatorze jours, il se serait ouvert dans le rectum et le malade aurait retrouvé du pus dans ses matières.

Actuellement, état général médiocre. Tousse un peu. A de la fièvre.

Jet faible. Urines rouges, un peu louches.

A droite et en avant de l'anus, grosseur douloureuse spontanément et à la pression.

Orchite droite.

Toucher rectal : Prostate grosse et douloureuse. Latéralement, parois sensibles, surtout à droite. Pas de fluctuation.

6 décembre 1906. — Périnéotomie par le Dr Rafin. On ouvre une collection purulente ayant fusé dans les creux ischio-rectaux, collection à point de départ prostatique.

24 janvier 1907. — Plaie périnéale guérie. Prostate normale, cependant bords peu nets.

27 janvier. — Se plaint de faux besoins et de difficultés pour aller à la selle. Sensation de plénitude dans le rectum. Urines troubles. Prostate grosse, bosselée, inégale, dure.

Après le toucher rectal, il sort, par l'urètre, quelques gouttes de pus.

Malade veut quitter l'hôpital.

Observation X

Blennorragie. — Abcès de la prostate à évolution périnéale. Débridement. — Guérison.

L. R..., 24 ans, entre à l'hôpital Saint-Joseph, le 22 mars 1907, avec le diagnostic d'abcès urineux, envoyé par le Dr Chabalier.

Pas d'antécédents, sauf blennorragie au mois de septembre dernier, et peu de temps après, orchite droite qui dura trois mois.

Il y a un mois, le malade s'aperçoit qu'il a des contractions douloureuses et involontaires de l'anus à la fin des mictions. Brusquement, il y a quelques jours, il est pris de rétention d'urine. Son médecin, le Dr B., le sonde et retire 2 litres d'urines claires, dans lesquelles il n'y avait ni pus, ni sang, ni albumine. Depuis ce moment on a toujours été obligé de le sonder.

Il y a dix jours, brusquement il prend des frissons, une fièvre continue entre 38° et 39°, qui décide le malade à entrer à l'hôpital.

Actuellement : Depuis deux ou trois jours urine spontanément. Pas de douleur en urinant, mais après les mictions, sensation de brûlure très violente depuis l'anus jusqu'au bout de la verge, à tel point que le malade réclame une piqûre de morphine avant d'uriner.

Urines foncées, fébriles, contiennent quelques gros filaments.

La palpation du périnée réveille une douleur très vive depuis l'anus jusqu'à l'angle péno-scrotal. Dans cette étendue, on sent bien une tuméfaction dure, fusiforme, mais non fluctuante et peu volumineuse. Prostate un peu plus volumineuse à droite qu'à gauche ; um peu douloureuse à la pression, mais ni dure, ni fluctuante.

Petit noyau sur l'épididyme droit.

23 mars. — La température a tombé. La tuméfaction périnéale semble avoir augmenté. Elle est toujours ligneuse, douloureuse, un peu rouge.

Malade souffre moins en urinant.

Prostate : Un peu molle et mal limitée. En pressant sur elle, on fait sortir un flot de pus par le méat.

23 mars. — Intervention par le Dr Rafin. Incision médiane et longitudinale sur le raphé. Blennorragie assez abondante qui empêche de voir s'il y a du pus et qu'on n'arrête qu'avec les tampons de ferripyrine.

Le soir le malade urine mieux et sans douleur. Pas de température.

28 mars. — Le massage de la prostate ne fait plus sortir de pus par le méat. La glande a son volume et sa consistance normale. Bon état général.

1er avril. — Malade quitte l'hôpital. Urines limpides. Dans le pus examiné il a été trouvé, à côté de nombreux globules de pus, des cellules épithéliales dont quelques-unes renferment des gonocoques, les uns en diplocoques, les autres en amas. Pas trouvé de bacilles de Koch. Les cultures faites avec le pus ont donné issue à du subtilis. Un cobaye a été inoculé négativement. (Mérieux.)

Observation XI

Blennorragie. — Abcès de la prostate. — Rétention d'urine. Abcès ouvert spontanément dans l'urètre. — Guérison.

J. M..., 16 ans. Entre à l'hôpital Saint-Joseph, le 7 janvier 1903.

Antécédents : Ni syphilis, ni blennorragie. A eu cependant un écoulement vert. Jamais de troubles du côté des voies urinaires. Pas de colique néphrétique.

L'affection actuelle remonterait à deux mois environ. A cette époque, le malade s'aperçut d'une cuisson assez vive pendant la miction; la douleur siégeait dans tout le canal, mais surtout à l'extrémité de la verge et s'accompagnait d'un écoulement qui tachait la chemise en vert. Les mictions n'étaient pas plus fréquentes que normalement, mais étaient plus impérieuses. Pas de mictions la nuit. Pas d'hématurie.

Cet état dure une huitaine de jours. Pendant les trois semaines qui suivirent, les symptômes disparurent complètement.

Vers le 20 décembre, le malade remarqua qu'à son lever il ne pouvait pas uriner, ou du moins il n'émettait que quelques gouttes difficilement. Au bout de quelques heures la miction se faisait plus facilement. Le quatrième jour, brusquement, rétention aiguë d'urine. Depuis on dut le sonder régulièrement quatre fois par jour. La miction spontanée atteignait à peine 1/4 de verre en 24 heures.

Urines troubles, réaction acide, ni sucre, ni albumine. Pas d'hématurie.

Une grosse goutte de pus au méat. Prostate un peu augmentée de volume. Le lobe gauche paraît un peu plus saillant et les bords de la prostate sont assez mal limités.

État général médiocre; facies pâle, langue saburrale. Pas de température.

Lavements chauds.

10 janvier. — Deux cathétérismes évacuateurs par jour. Mictions spontanées : 1 litre.

15 janvier. — Mictions spontanées : 2 litres. En voulant faire le toucher rectal et le massage de la prostate, on fait jaillir par l'urètre du pus en assez grande quantité. On a ensuite la sensation d'une capsule médiane comme si un abcès s'était vidé.

17 janvier. — Urine spontanément 3 litres 500 en vingt-quatre heures. N'a pas été sondé depuis le 15 janvier. Urines encore un peu troubles, sans odeur. Lavages au nitrate d'argent.

22 janvier. — Malade a toujours une goutte au méat. Les urines sont encore un peu louches, même celles recueillies à la sonde.

Quantité en vingt-quatre heures : 3 litres. Résidu : 20 grammes. Part très amélioré.

29 janvier. — Malade revient se faire voir.

Mictions : une fois le jour, trois ou quatre fois la nuit. Urines encore légèrement louches.

Prostate : au toucher rectal paraît bien plus petite, presque normale.

Observation XII

Cure radicale d'une hernie. — Rétention d'urine post-opératoire. — Abcès de la prostate ouvert spontanément dans l'urètre. — Guérison.

J. D..., 42 ans, entre à l'hôpital Saint-Joseph, le 18 janvier 1902 pour hernie inguinale gauche. Antécédents héréditaires ou personnels : 0.

Au mois de mai 1900, à la suite d'efforts multiples, le malade vit apparaître une hernie à gauche. Pas de gêne bien marquée. Cependant de temps en temps constipation opiniâtre.

Examen somatique : 0.

Dans la région inguinale gauche, hernie du volume d'une petite mandarine facilement réductible.

Urines limpides. Sucre : 0. Albumine : 0.

21 janvier 1902. — Intervention par le Dr Gouilloud. Opération de Bassini. Pas d'incidents, sauf légère déchirure des tuniques externes de la vessie.

Pendant les jours qui suivirent l'opération le malade eut de la rétention d'uriné, pour laquelle on le cathétérisa. A partir du troisième cathétérisme, les urines devinrent louches et la température monta progressivement, quoique localement la plaie fût en très bon état. On fit lavages au nitrate d'argent pour clarifier les urines.

10 février. — Malade part.

14 février. — Malade entre de nouveau à l'hôpital. Il souffre et a de la fièvre.

17 février. — Ouverture spontanée d'un abcès de la prostate dans l'urètre. La température baisse aussitôt.

1er mars. — Malade quitte l'hôpital. Il ne sort plus de pus par l'urètre, urines claires.

Observation XIII

Retrécissements blennorragiques de l'urètre. — Électrolyse linéaire. — Abcès de la prostate ouvert spontanément dans l'urètre. — Guérison.

Léonard Ch..., 40 ans, entre à l'hôpital Saint-Joseph, le 10 janvier 1901. Marié, père de famille. Pas de maladie d'enfance. Pas de syphilis. Alcoolisme avoué.

Premièré blennorragie avant de partir au régiment; l'écoulement a persisté pendant les quatre années de service militaire; guérison un mois après.

Deuxième blennorragie trois mois après le retour du régiment qui dura un mois à l'état aigu; mais le malade eut la goutte militaire jusqu'à ces derniers temps.

Il y a douze ans environ, le malade s'aperçut qu'il urinait de plus en plus difficilement; le jet avait considérablement diminué de force et de volume. Mictions environ toutes les heures le jour, trois ou quatre fois la nuit. Quand le malade faisait des excès de boissons, il urinait toutes les cinq ou dix minutes.

Les mictions devenant plus difficiles, le malade voit un médecin qui diagnostique deux rétrécissements, fait de l'électrolyse, après quoi les mictions devinrent plus faciles.

Un mois après l'opération, c'est-à-dire il y a un mois, le malade se met à souffrir beaucoup dans le rectum et à aller difficilement à la selle. Au bout de quinze jours les douleurs augmentent encore; c'est ce qui décide le malade à entrer à l'hôpital.

Actuellement : douleurs vives dans le rectum ; rien d'anormal à l'anus ; douleurs vives quand le malade va à la selle. Diarrhée assez marquée. Mictions normales.

Urines : premier verre légèrement louches avec quelques filaments ; deuxième verre claires, ni sucre, ni albumine.

Toucher rectal : A la place de la prostate on sent une masse volumineuse, de la grosseur d'une petite orange, un peu bosselée, assez dure, non fluctuante ; douloureuse au toucher, surtout à droite.

Épididyme droit empâté et douloureux Langue chargée. Anorexie et diarrhée. Température 38°.

11 janvier. — Toute la nuit le malade a souffert beaucoup avec ténesme rectal et épreintes ; puis ce matin brusquement il s'est trouvé soulagé en même temps qu'il voyait apparaître au méat une quantité notable (un verre, dit-il) de pus. Ce matin encore en pratiquant le toucher rectal on amène une goutte de pus au méat.

17 janvier. — Prostate complètement aplatie.

Urines : premier verre un peu louches ; deuxième verre limpides. Malade part.

31 janvier. — Va bien. Urines limpide. Urines d'expression à peine louches. Quelques légères sensations au niveau de l'anus Toucher rectal : Prostate atrophiée.

Observation XIV

Blennorragie récente. — Rétention d'urine. — Abcès de la prostate ouvert spontanément dans l'urètre. — Guérison.

Paul Ch..., 20 ans, entre à l'hôpital Saint-Joseph, le 4 novembre 1900.

Antécédents : 0.

Blennorragie, il y a trois mois qui persiste encore.

Huit jours avant la Toussaint, le malade eut des mictions plus fréquentes et plus impérieuses, au point d'uriner toutes les cinq minutes.

Cet état dura toute la semaine.

Le 1er novembre, à son lever, le malade ne peut émettre une seule goutte d'urine malgré d'impérieux besoins. A midi son médecin est obligé de le sonder. Deuxième cathétérisme à 8 heures du soir et le 2 novembre à 5 heures du matin. Depuis le 1er novembre le malade n'a pas émis une goutte d'urine spontanément. Est sondé trois fois par jour.

Urines assez claires, mais remplies de filaments.

Urètre : nélaton 18 passe facilement ; une goutte de pus au méat.

Prostate : un peu grosse, à bords diffus ; on ne sent pas d'abcès.

Etat général assez bon ; température : 38°.

9 novembre. — A la pression de la verge et du gland, on ramène du pus couleur chocolat. On avait donc affaire probablement à un abcès de la prostate qui vient de se vider par le canal.

15 novembre. — Depuis l'ouverture spontanée de l'abcès, le malade urine facilement. Urines limpides, mais avec des filaments.

Prostate : plus nette, plus petite et très dure.

Observation XV

Expulsion d'un volumineux calcul par l'urètre. — Rétention d'urine. — Ouverture spontanée d'un abcès de la prostate dans l'urètre. — Guérison. — Récidive. — Même évolution.

Charles R... 72 ans, est vu par le Dr Rafin, le 22 mai 1906.

Rien dans ses antécédents.

Il y a huit ans, crise de rétention qui nécessite trois ou quatre cathétérismes. Depuis lors, va bien, mais urine quatre ou cinq fois la nuit. Depuis quelques temps, mictions plus fréquentes et impérieuses.

Rétention il y a huit jours, qui nécessita un cathétérisme. L'urine était claire.

Il y a deux jours, frissons et 48° 4, avec expulsion d'un gros vier et de sang.

Prostate : très grosse, énorme, rénitente, sans bosselures.

24 mai. — Trois cathétérismes par jour. Résidu : 4 à 600 grammes d'urine trouble et fétide. Sonde traverse difficilement la prostate. Lavage nitraté. Langue sale, anorexie ; température : 38° 2.

25 mai. — Toujours trois cathétérismes par jour, urines modérément troubles, plus d'odeur. Etat général un peu amélioré : température : 38° 7.

Prostate : un peu molle. Il semble que le lobe droit soit un peu plus gros. On se demande s'il n'y a pas un abcès.

12 juin. — On continue lavages boriqués. Etat général meilleur.

Prostate : un peu diminuée de volume, mais toujours de consistance molle. Le lobe droit semble un peu plus petit et moins sensible que le gauche.

26 juillet. — Le cathétérisme a été interrompu du 12 au 26 juin.

21 juin : débâcle de pus par l'urètre. Depuis le 6 juillet, lavage tous les trois jours, tous les cinq jours, et depuis le 21 juillet, plus de traitement.

Urines : troubles, sans odeur, acide. Résidu : 15 grammes troubles.

Prostate : à peu près de même. Lobe droit plus plat que le gauche : l'ensemble paraît plus ferme.

6 décembre. — Pas de cathétérisme. Trois mictions la nuit.

Le 24 novembre, à la suite d'un voyage en chemin de fer, le malade eut frissons et urina quelques gouttes de sang.

Depuis, toutes les nuits, à 3 et à 5 heures du matin, impérieux besoins d'uriner qu'il ne peut satisfaire. En se levant, à 7 heures, urine plusieurs fois de suite.

Prostate : semble un peu plus grosse, le lobe droit un peu mou.

Urines assez troubles, d'odeur bizarre. Résidu : 45 grammes.

12 décembre. — Rétention de deux ou trois jours qui se termine par l'évacuation d'une abondante quantité de pus.

Observation XVI

Rétention d'urine. — Abcès de la prostate ouvert spontanément dans l'urètre. — Guérison.

B..., 57 ans, est vu par le Dr Rafin, le 6 juillet 1905.

Rien dans ses antécédents.

Coliques néphrétiques, graviers, sang : 0.

Pas de blennorragie.

Depuis deux ou trois ans, jet moins fort et a une ou deux mictions la nuit.

A la suite d'un rhume, au cours duquel le malade eut de nombreux furoncles, rétention complète. Son médecin le sonde, et depuis lors sa femme le sonde deux ou quatre fois par jour.

Hier, à la suite du voyage il a uriné spontanément du pus et depuis il n'a plus eu besoin d'être sondé. Avant, il avait de violentes douleurs dans l'urètre et la position assise était très douloureuse.

Actuellement : urines modérément troubles. Beaucoup d'albumine (pus et sang) sucre : 0.

Une nélaton n° 15 passe facilement dans l'urètre. Pas de résidu dans la vessie.

Prostate : grosse, de consistance irrégulière, dure en certains endroits, en d'autres, sensation de mou.

Urines d'expression purulentes et sanguinolentes, et le liquide injecté qui était auparavant liquide ressort purulent. Malade n'a pas été revu.

Observation XVII

Calcul vésical. — Lithotritie. — Abcès de la prostate. — Rétention d'urine. — Ouverture spontanée dans l'urètre. — Guérison.

B..., 64 ans, est vu par le Dr Rafin, le 23 mai 1904.

Rien dans ses antécédents, sauf coliques néphrétiques depuis l'âge de 56 ans, revenant assez régulièrement tous les cinq ou six mois. Urinait en général d'assez gros graviers après chaque crise.

Mictions : trois ou quatre la nuit, variables pendant le jour suivant le travail, la station.

Urines normales.

Cystoscopie : on voit deux calculs comme des œufs du pigeon dans la vessie.

27 mai. — Lithotritie par le Dr Rafin.

28 mai. — Malade allait bien. Sonde fonctionnait bien, quand ce matin il sort pas mal de sang. On enlève la sonde. Le soir dysurie.

Évacuation des caillots avec grosse sonde évacuatrice. Un peu de fièvre.

29 mai. — Urines modérément troubles. Lavages boriqués. Fièvre persiste.

2 juin. — État général bon, mais température persiste et les urines sont un peu plus troubles. Pas de frissons.

Toucher rectal : prostate grosse comme une mandarine, sensible au toucher, surtout à gauche. Consistance ferme et égale en tous ses points. Malade souffre un peu, mais pas à l'anus, ni en s'asseyant. Lavages boriqués et sonde à demeure.

13 juin. — Même état. Rétention persiste. État général assez bon, mais fièvre persiste.

Prostate : lobe gauche ramolli à sa partie antérieure.

15 juin. — Malade urine du pus épais et dès lors la rétention disparaît.

Prostate : lobe gauche mou ; par pression ou fait sortir du pus par l'urètre.

12 juillet. — Malade va bien. État général bon. Mictions faciles. Encore deux ou trois la nuit. Plus de douleur. Urines : premier verre, le fond est louche, le deuxième est limpide.

Observation XVIII

Plusieurs blennorrágies. — Abcès de la prostate ouvert spontanément dans l'urètre. — Guérison.

François G..., 26 ans, entre à l'hôpital Saint-Joseph, le 22 juin 1903.

Pas d'affection antérieure.

Première blennorragie à 23 ans, accompagnée de cystite et d'hématurie.

Deuxième blennorragie il y a six mois. Pas de coliques néphrétiques, ni sables, ni graviers dans les urines. Entre à l'hôpital pour cystite. Début il y a six mois après une blennorragie, par de la pollakiurie, de la pyurie et des douleurs au commencement et à la fin des mictions. Hématurie terminale il y a quatre jours.

Première tentative de cathétérisme il y a huit jours.

Deuxième il y a deux jours, sans résultat.

Actuellement : mictions six à sept la nuit, autant le jour. Envies fréquentes avec douleur au commencement et à la fin de la miction.

Urines : premier verre très troubles ; deuxième verre plus troubles. Odeur ammoniacale.

Urètre : boule 16 est arrêtée au scrotum. Bougies nos 13 et 14 buttent dans la prostate. No 13 passe enfin.

Prostate : très grosse et dure. On ne sent pas de fluctuations. Vésicules douloureuses à la pression.

30 juillet. — Malade a uriné du pus en assez grande quantité. Néanmoins, il a dû être sondé et on éprouve toujours une certaine difficulté à traverser la prostate.

Prostate complètement aplatie. État général bon.

Observation XIX

Abcès de la prostate à évolution périnéale. — Périnéotomie. Guérison.

Joseph M..., 76 ans, entre à l'hôpital Saint-Joseph, le 14 avril 1904.

Entre pour douleurs à la miction ; pyurie et pollakiurie. Début, il y a six mois, par des douleurs dans le canal, surtout à l'extrémité de la verge. En même temps, les besoins d'uriner se répêtent fréquemment, surtout la nuit. L'urine était déjà trouble et formait un dépôt. Pas d'hématurie, ni sable, ni graviers dans les urines.

Ni blennorragie, ni syphilis.

Actuellement, mictions quatre ou cinq fois la nuit, toutes les heures pendant la journée. Un peu de douleur initiale et terminale.

Urines : troubles, purulentes, sans odeur.

Urètre : une béquille 15 passe sans difficulté, une boule 22 passe en frottant un peu.

Vessie : capacité 50 gr. La cystoscopie permet de voir plusieurs cellules de la région urétérale des deux côtés. Le reste de la vessie est normal. Du côté de la prostate, pas de lobe particulièment saillant.

Toucher rectal : Prostate moyennement hypertrophiée, sans inégalité. Consistance normale. Légère induration de la queue de l'épididyme gauche.

21 avril. — On fait régulièrement lavages nitratés à 0,25 pour 1,000. Urines s'améliorent. Résidu variable de 25 à 200 gr.

11 septembre 1906. — Malade revient à l'hôpital avec une

infiltration du périnée antérieur, des bourses, de la verge, aspect rouge œdématié. Langue sèche, rôtie. État général médiocre. Du pus sort par l'urètre.

Périnéotomie : il s'écoule un liquide composé d'urine et de pus odorant. Deux drains. Pansement

15 septembre. — Malade va bien et urine mieux.

18 octobre. — Fistule périnéale à peu près fermée. État général bien amélioré.

Urines plus claires.

Observation XX

Abcès de la prostate ouvert dans le rectum. — Guérison.

Francisque R..., 43 ans, est vu par le Dr Rafin, le 28 novembre 1903.

Marié, cinq enfants bien portants. Père goutteux. Lui-même a eu plusieurs accès de goutte.

L'année passée, étant à Contrexéville, il eut subitement de la difficulté pour uriner. Aurait été sondé par son médecin, et le Dr Reverdin aurait constaté un abcès de la prostate qui, quelques jours après, s'ouvrit dans le rectum.

Prend des lavements régulièrement et voit le Dr Rafin, parce qu'il croit avoir une fistule recto-prostatique. Mais pas d'autres malaises que la constatation du pus. Après le coït, petite douleur au périnée. Colique néphrétique. il y a trois ans, et élimination d'un petit gravier rouge.

Actuellement, mictions normales jour et nuit.

Urines limpides ; ni sucre, ni albumine.

Prostate : on ne sent rien ; pas de fistule ; prostate plutôt aplatie.

Dans l'urine d'expression, quelques leucocytes.

CONCLUSIONS

I. La blennorragie et le cathétérisme sont les deux principales causes des abcès de la prostate.

II. Les abcès se manifestent par des accidents généraux d'intensité variable et des accidents locaux dont les troubles urinaires, et en particulier la rétention d'urine, sont les plus fréquents.

III. Le toucher rectal permet souvent de faire un diagnostic précis ; toutefois, dans quelques cas, l'abcès reste latent jusqu'à ce qu'il s'ouvre spontanément dans l'urètre ou qu'il soit découvert fortuitement au cours de la prostatectomie.

IV. Dans un grand nombre de cas, l'abcès s'ouvre spontanément dans l'urètre. Cette ouverture spontanée est souvent suivie de guérison.

V. L'indication d'intervenir réside le plus souvent dans la rétention d'urine. Plus rarement, c'est la douleur et la marche envahissante de l'abcès qui rendent l'intervention nécessaire.

VI. L'intervention de choix dans les abcès de la prostate consiste à aborder la prostate par la périnéotomie, en se conformant à la technique employée pour la prostatectomie périnéale.

VII. Le débridement par la voie périnéale pourra être nécessaire dans les cas de persistance de la fistule ou quand l'abcès s'est ouvert dans l'urètre, le rectum ou le périnée.

VIII. Le débridement des abcès prostatiques par la voie périnéale est suivi de guérison dans le plus grand nombre de cas.

4126 — Lyon, Impr. Réunies, rue Rachais, 8.

www.ingramcontent.com/pod-product-compliance
Ingram Content Group UK Ltd.
Pitfield, Milton Keynes, MK11 3LW, UK
UKHW031937260826
14628UKWH00004B/1682